鼻科启承

——张重华

耳鼻喉科临证精粹

李艳青 ◎ 主编

复旦大学 出版社

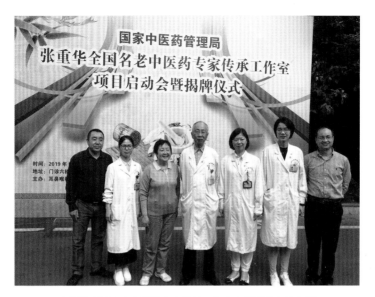

张重华全国名老中医药专家传承工作室主要组成人员合影

左起：马胜民、李艳青、张剑华、张重华、臧朝平、顾思远、张治军

上海市唯一的国家级耳鼻喉科名中医工作室。工作室自成立以来，一直围绕耳鼻喉科常见病与难治性疾病，主要发挥中医特色与优势，中西医结合诊治以鼻科为主的五官科疾病，旨在不断提高临床疗效，造福病患。

序 一

师兄重华,沪上名中医,出身于医学世家,自幼耳濡目染,深感医学之神圣,立志从医,治病救人。曾任复旦大学附属眼耳鼻喉科医院院长,长期从事西医耳鼻喉科医、教、研工作。然在临床实践中他深感单纯西医方法尚有不足之处,遂决心钻研中医药学以取长补短。自 1978 年始,师从先父张赞臣先生临诊。整 14 年中,刻苦学习、孜孜不倦,以提高临床疗效、挽救病人于危难为己任,立志为振兴中医耳鼻喉科事业鞠躬尽瘁。师兄在 50 余载的临床生涯中,破中西医门户之见,中西并重,重点立足于中医,凭其丰富的临床经验,用现代科技方法、手段,发扬中医药的优势与特长。在治疗耳鼻喉科疾病方面造诣深厚,尤其在鼻部疾病的辨证论治方面颇有建树。他在继承先父诊疗经验基础上开拓创新,创立了独具特色的鼻出血、过敏性鼻炎、鼻窦炎、嗅觉障碍等疾病的综合疗法和系列验方。鼻出血(中医称为鼻衄)向少有人钻研,病亦难治。师兄坚持临床研究 40 余年,取中西之长,效如桴鼓,常立起沉疴,并创立"活血止血"之中医治疗理论和"祛瘀止衄"专病处方,为鼻出血病治疗的一大突破,并获全国科技大会奖。由于社会发展等因素,近年来情志性疾病发生率呈上升趋势,与慢性耳鼻喉科疾病相关的情志性疾患亦颇多见。师兄较为重视,认为"治病须先治心",要"身心并治",针对其发病特点,建立"辨证论治-心理疏导-对症治疗-外治法"综合治疗模式,多获良效,此亦为一大创新。"精诚兼备,以德为先",是师兄数十年来的行医准则和临床工作的真实写照,他医德高超、医术精湛,曾获上海市高尚医德奖,不愧为德艺双馨之海上名中医。

师兄曾任上海市医学会、中医药学会耳鼻喉科分会主任委员,上海市卫生系统高级职务评审委员会委员兼学科组组长。在推动沪上中医耳鼻喉科学术发展、培植人才、名老中医经验研究工作室建设等方面作出了卓越贡献。他一贯关爱后学,耄耋之年仍亲自带徒,相继培养出多名中医耳鼻喉科学术传承人,将毕生所学倾囊相授,堪称传道授业解惑之典范。

读艳青医师携诸位同门编写的《鼻科启承——张重华耳鼻喉科临证精粹》一书,似曾相识:昔重华师兄为"继承先师遗志,发扬其学术",于1998年主编出版了《喉科启承——张赞臣经验精粹》。20余年后再见《鼻科启承——张重华耳鼻喉科临证精粹》,读之亲切。本书内容翔实,将师兄治学之道、治病之要,归纳总结,撷取精髓,奉献大众,承上启下,启迪后学,诚为之贵。重华师兄既我兄长,亦我师长,在数十年学习和工作中予我无私的支持和帮助,使我获益匪浅,师恩难忘,铭记于心。《鼻科启承——张重华耳鼻喉科临证精粹》一书即将付印,必将助力中医耳鼻喉科薪火代代相传,余倍感欣喜,谨为之序。

张剑华
上海中医药大学附属
曙光医院耳鼻喉科主任医师、教授
2023年2月

序 二

前辈张重华教授,幼承庭训,立志学医。初以西医见长,从医之后,发现世间疾病千变万化,纯西医诊治有失偏颇,唯中西医结合,方可优势互补,以求良效。年近不惑,转而西学中,勤勉有加,学业有成,实践于临床,多有建树。临诊兼顾疾病与证候、局部与整体、形神与情志,并非只关注疾病本身,而是患病之人。张老以仁爱之心行医,妙手回春,是救危起死,求治者踵门,未尝受人丝粟之报的一方名医;以博爱之心育人,德艺双馨,乃桃李誉满天下、传道授业解惑的一代名师。

继承,对于医学的发展极为重要,而对于中医学的发展尤其如此。作为沪上名医、全国名老中医,张老临床经验极其丰富,整理总结老先生学术成果,有利于张老学术经验的传承和发展。李艳青博士主编的这本《鼻科启承——张重华耳鼻喉科临证精粹》,集张老临床经验和学术成果之大成,读之受益良多,可资临床借鉴,确信此著必能为促进中医耳鼻喉事业的发展做出新的贡献,也乐为作序!

王德辉

复旦大学附属眼耳鼻喉科医院主任医师、教授、博士生导师

2023 年 2 月

前　言

吾师张重华教授,从医50余年,出身西医,热爱中医。他系统学习中医,跟师中医耳鼻喉科前辈张赞臣老先生多年。他崇尚张仲景"勤求古训、博采众方",广泛学习针灸、推拿及民族医学,先后求教于黄文东、顾伯华、顾振达等名家,以真诚好学之心,得到这些前辈学业之真谛。

张师开创复旦大学附属眼耳鼻喉科医院"中西医结合鼻病中心",擅长中医、中西医结合诊治五官科疾病,疗效确切。他经过多年不懈努力,创立独具特色的治疗鼻出血、过敏性鼻炎、顽固性鼻窦炎、嗅觉障碍等疾病的综合疗法和系列验方,提高了临床疗效,进一步减轻了患者痛苦。如:总结治疗鼻出血危重、疑难病人401例,均得到有效止血,获得上海市科技进步三等奖;采用验方"扶正止衄"治疗过敏性鼻炎,临床有效率为86.67%,得到患者的一致好评;联合应用中药治疗慢性鼻窦炎伴息肉,将功能性内镜鼻窦术后复发率从40%降到15%;采用水针联合中药治疗感觉神经性嗅觉障碍,将有效率从20%提高到63.3%,等等。

张师传承学术,引领学科发展。作为第二批和第六批全国名老中医药专家学术经验继承班、上海市高级中西医结合人才培养项目的指导老师,先后培养了数十名学术经验传承人。他不忘初心,亲自指导国家级张重华名老中医药专家传承工作室的建设,不遗余力地传承海派中医,培养中青年学术骨干,为推动中医与中西医结合耳鼻喉学科发展贡献力量。

作为张师学术传承人,我跟师十余载,耳濡目染,对老师的精湛医术和高尚医德钦佩之至,他对吾辈亲若子女般的言传身教令我受益终生。希望本书能把张师诊治耳鼻喉科疾病,尤其是鼻科方面的学术思想和经验精髓最大限度地奉献给同道。若本书对读者有所启迪和教益,继而有助于解除患者痛苦,正是吾辈之心愿。

本书得到国家中医药管理局"张重华全国名老中医药专家传承工作室"项目资助,在此表示感谢!

限于水平,书中不足之处,恳请同道予以指正。

李艳青

2023 年 2 月

目 录

第一章

个人概况

◈ 一、个人简介

张重华,1940年生,浙江绍兴人。复旦大学附属眼耳鼻喉科医院耳鼻喉科终身教授、主任医师、博士生导师。国家中医药管理局——张重华全国名老中医药专家传承工作室首席专家兼顾问。历任复旦大学附属眼耳鼻喉科医院副院长、院长,曾任第十届全国人大代表、上海市第十一届人大代表及常委会委员、致公党上海市委副主任委员,上海市医学会、中医药学会耳鼻喉科专业委员会主任委员,中国中西医结合学会上海分会理事和耳鼻喉科学组主任委员,中国医学生物工程学会上海分会常务理事,上海市卫生系统高级职务评审委员会委员兼学科组组长等。1992年起享受国务院特殊津贴。1997年经国家中医药管理局及卫生、人事部批准为全国500位名老中医之一,先后担任第二批和第六批全国老中医药专家学术经验继承研究班指导老师。1996年获上海市高尚医德奖,1997年获上海市十佳医师提名奖,1998年获上海医科大学首届医院管理优秀奖,2004年获上海市名中医称号(图1-1),2007年获全国首届中医学术传承高徒奖(图1-2)。曾获各级科技奖6项、专利2项。

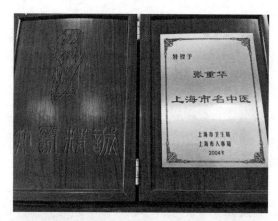

图1-1　上海市名中医称号,上海市卫生局、上海市人事局(2004年)

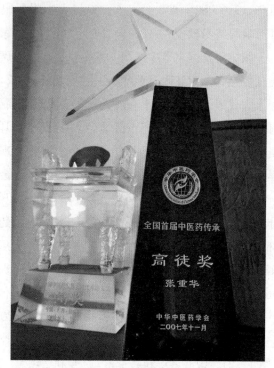

图1-2　全国首届中医药传承高徒奖,中华中医药学会(2007年)

张重华出身于医学世家,其祖父张爱白在绍兴当地享有盛名,被收入绍兴名医谱。他从小耳濡目染,立志学医,治病救人。1959年考入上海第一医学院医疗系,1965年毕业,后留校在复旦大学附属眼耳鼻喉科医院(原上海第一医学院附属眼耳鼻喉科医院)任临床医师及教师。无论治学还是临床,他都好学善问,精勤不倦,潜心钻研,博采众长。张重华虽为西医师,临床中体会到中医药治疗的优势和必要性,1967年首先在医院建立耳鼻喉科中西医结合组,1973年主动要求参加上海市第五届西学中班学习,其后又遍访上海中医喉科名医,上门求教。1978年起跟师中医耳鼻咽喉科前辈张赞臣(简称赞老)教授,深受教益,并得到赞老的高度赞赏。1979年考入上海中医学院师训班内经组专门学习中医经典,在《文汇报》发表"谈谈对中医现代化的看法",率先提出实行中医现代化的主张,受到了中医界的重视,其观点得到许多著名老中医的赞同。1986年赴日本医科大学作"鼻出血"专题研修,1987年归国,继受聘担任日本医科大学顾问研究员。1990年参加上海市全国名老中医学术经验继承研究班学习,正式拜师张赞臣先生,成为其学术经验继承人之一,1993年结业。经上海市卫生系统高评委评审通过,获得中医主任医师职称。1996年4月—2001年11月任复旦大学附属眼耳鼻喉科医院院长,1997—2000年领导"杏林工程:上海市中西医结合鼻病中心"建设,2001—2004年培育"上海市中西医结合鼻病特色专科",开创了"复旦大学附属眼耳鼻喉科医院——中西医结合鼻病中心",引领了本院中西医结合鼻科的学科发展。

　　鉴于张重华教授对中西医结合、中医耳鼻咽喉学科建设与学术交流所作出的卓越贡献,先后荣获上海市中西医结合贡献奖(2001年,图1－3)、上海市中西医结合学会高级荣誉会员

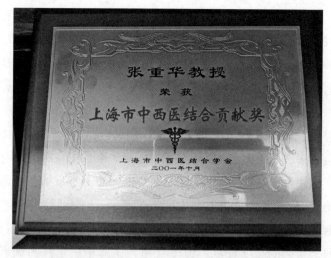

图 1-3 上海市中西医结合贡献奖,上海市中西医结合学会(2001 年)

(2017 年,图 1-4),以及中华中医药学会耳鼻喉科分会主任委员会颁发的中医耳鼻咽喉科学术交流贡献表彰(图 1-5)。多年来,作为第二批和第六批全国名老中医药专家学术经验继承班、上海市高层次中医临床人才、上海市中医紧缺专科临床人才班、上海市高级西学中研修班以及上海市高级中西医结合人才培养项目指导老师,培养了臧朝平、罗建敏、张治军、李艳青、马胜民、顾思远等 10 余名学术经验传承人。他不忘初心,2009 年主持创建复旦大学附属眼耳鼻喉科医院院级名中医工作室;2012—2015 年,指导上海市中医药事业发展三年行动计划——张重华上海市名老中医学术经验研究工作室建设;2018 年起,指导国家中医药管理局——张重华全国名老中医药专家传承工作室建设(图 1-6),不遗余力地传承海派中医经验,为培养新一代中青年学术骨干,推动中医药学与中西医结合耳鼻咽喉学科发展贡献力量。

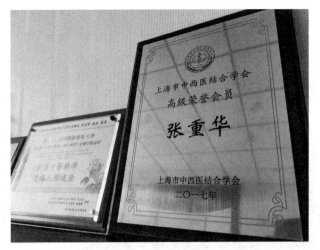

图1-4 上海市中西医结合学会高级荣誉会员,上海市中
西医结合学会(2017年)

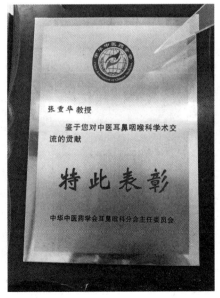

图1-5 中医耳鼻咽喉科学术交流贡献表彰,中华中医药学会
耳鼻喉科分会主任委员会

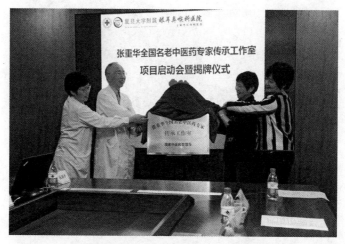

A. 张重华全国名老中医药专家传承工作室揭牌仪式

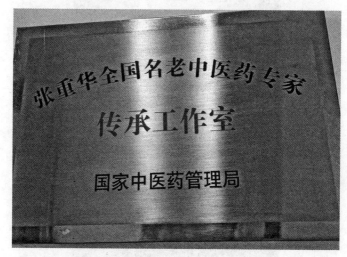

B. 张重华全国名老中医药专家传承工作室，国家中医药管理局

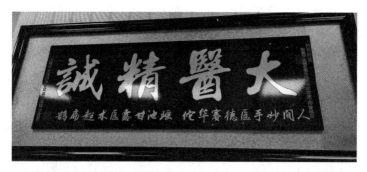

C. 张重华全国名老中医药专家传承工作室,上海市中医药学会耳
　　鼻咽喉科分会

图 1-6　张重华全国名老中医药专家传承工作室(2018 年)

　　张重华老师常说:中医博大精深,比西医更难掌握。中医的经典著作是几千年实践经验的积累总结,学习中医应先从基本理论知识入手,钻研经典医学著作,再经临床反复验证与升华,追本溯源,慢慢就会豁然开朗、触类旁通。只有厚积才能薄发,他反复研读《黄帝内经》等经典医籍,并参阅各家集注,做了大量笔记,进行综合整理分析,把与本专业相关的内容特别进行分门别类,精心整理,先后发表了"《黄帝内经》有关耳鼻喉科内容初探""《金匮要略》在耳鼻喉科的应用""中药服药应多样化"(总结《伤寒论》之服药法),这些学习心得和经验的总结充分体现了他学习中医之扎实与勤奋。张师十分崇尚张仲景的"勤求古训、博采众方",认为学不分中西、古今和内外科,所以他除了学习研究中医喉科、内科、外科,还对针灸、推拿、经络、气功学而不倦,并利用参加支援云南、西藏医疗队的机会,抓紧搜集少数民族医学资料。他曾到藏医院虚心跟老藏医学习诊疗,恰遇自己生病,则亲自服用藏药治疗以验证其效,还发表《对发展藏医的几点建议》等论文。对于古籍中许多医案医话、医论、笔记等,广泛阅

览,汲取精华。除了研读中医的四大经典,他对有关喉科专著更是细心精读。张师治学,注重博采众长,善于汲取他人的经验和所谓的"看家本领"。他说拜师求学一定要持有诚心、虚心和恭敬之心,对导师、先贤的良好医德与精湛医术,除了全面继承,还须发扬光大。他先后求教于黄文东、顾伯华、钱伯文等各科中医名家,还亲自走访上海市区、郊县及邻省的喉科名家,如顾振达、龚一飞等,以真诚好学之心,得到老前辈喉科专业之真谛,在提高自身专业素养的同时,也促进了上海中医喉科专业学术的发展。

他认为要成为一名优秀的医生,更重要的是需要全身心地投入临床工作,否则终是纸上功夫。医生诊疗水平的提升,依赖于临床实践经验的积累和对失误教训的反思。从书本上或老师那里学到的精粹,也要通过自己的验证,结合亲身体会,才能成为真知,可以无条件地回报社会。他是这样说也是这样做的。虽然兼任了不少行政和社会工作,但张师始终认为自己最基本的身份就是一名治病救人的医生。因此,尽量挤出时间参加门诊工作,遇到疑难的病例需要他亲自手术时,他总会尽量安排出时间以满足患者的要求。张师在继承张赞臣教授经验的基础上,经过多年的不懈努力,创立了具有他个人特色的治疗鼻出血、变应性鼻炎(又称过敏性鼻炎)、顽固性鼻窦炎、嗅觉障碍、声带白斑及耳鼻喉科情志性疾病的综合疗法和系列验方,在本院形成上述疾病的中西医结合诊疗方案后向兄弟医院推广,减轻了众多患者的痛苦,明显提高了临床疗效和患者满意度。如总结治疗鼻出血危重、疑难患者401例,均得到有效止血,无1例死亡的结果,因此获得上海市科学技术进步奖三等奖;采用验方"扶正止衄颗粒"治疗过敏性鼻炎,临床有效率为

84.85%，并能有效减少疾病复发，得到患者一致好评；联合应用中药治疗慢性鼻窦炎、鼻息肉，将术后复发率从40%降到15%；采用水针迎香穴联合中药促嗅汤治疗感觉神经性嗅觉障碍，将有效率从单纯西药组的20%提高到63.3%。此外，张师还在发扬中医活血止血传统理论的基础上，研究提出活血化瘀药可能是以提高凝血酶活性和降低红细胞沉降率来实现止血的初步机制。作为第一设计人，改进了鼻止血外用气囊，并已用于临床。

张师推崇《黄帝内经》，强调五官之疾虽是局部病患，治须整体调理，重视五官疾病的心理治疗。临床上善于发挥中西医之长，特别是弘扬中医特色，擅长治疗西医乏术或疗效不佳的耳鼻喉科常见病与多发病，采用中西医结合方法，常获得满意疗效，在国内同行中享有一定声誉。医疗上，张师强调为医必须做到"精、诚"，以精湛的医术，诚心诚意为患者服务，并身体力行，得到患者的信赖；业余时间，笔耕不辍，迄今已发表论文50余篇，合作出版专著20余部，还主编《喉科启承》《现代中医药应用及研究大系——五官科分册》《中医耳鼻喉科学》《耳鼻喉科处方手册》《眼耳鼻喉科常见疾病的食疗保健》等专著。获"401例难治性鼻出血中西结合治疗""张赞臣中医耳鼻喉科经验研究""活血化瘀研究""气功麻醉"等各级科技奖6项和"鼻止血装置""可调向咽喉喷雾器"国家专利2项。

◈ 二、学习与传承脉络

1. 学习经历

1973.1—1974.4 上海中医学院第五届西学中班

1979.5—1980.5 上海中医学院师资培训班(内经组)

1990.10—1993.11 第一批全国名老中医学术继承研究班继承人,拜师张赞臣教授

师承脉络:先后求教于沪上名医黄文东、顾伯华、顾振达等;1990 年参加上海市全国名老中医学术经验继承研究班学习,正式拜师张赞臣,成为其学术经验继承人之一,1993 年结业。

2. 学术传承

张重华全国名老中医药专家传承工作室首席教授兼顾问(图 1-7),第二批和第六批全国名老中医药专家学术经验继承班指导老师(图 1-8);上海市高层次中医临床人才、上海市中医紧缺专科人才班(图 1-9)、上海市高级西学中研修班,以及上海市高级中西医结合人才培养项目指导老师。

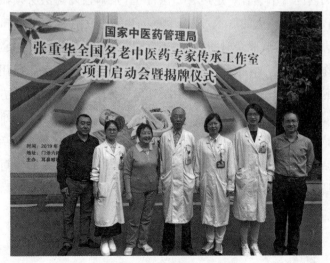

图 1-7 张重华全国名老中医药专家传承工作室主要组成人员合影

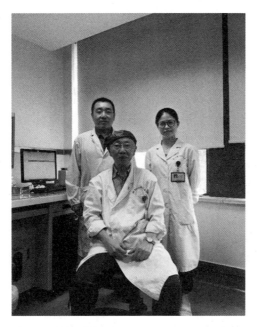

图1-8 第六批全国名老中医药专家学术经验继承
班指导老师张重华带教马胜民、李艳青

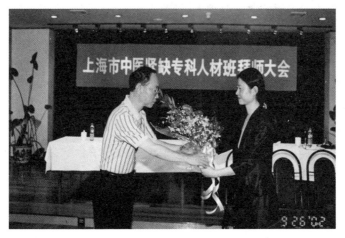

图1-9 上海市中医紧缺专科人才班罗建敏拜师张重华

传承人：

(1) 臧朝平(复旦大学附属眼耳鼻喉科医院)：副主任医师。①学术兼职：1997年经批准成为张重华教授学术继承人，即第二批全国名老中医药专家学术经验继承人(1997—2000年)；2000年入选上海市高层次中医临床人才培养对象(2000—2002年)。曾任全国中医耳鼻喉科学会及上海分会委员等。②专业特长：临床及科教研工作30余年。1984年从上海中医学院毕业进入曙光医院耳鼻喉科，1993年进入复旦大学附属眼耳鼻喉科医院耳鼻喉科至今。临床擅长中西医结合治疗耳鼻喉科常见病和疑难病，尤其是鼻病及肿瘤方面的诊治。

(2) 罗建敏(上海中医药大学附属龙华医院)：副主任医师。毕业于上海中医学院中医系，从事中医耳鼻喉科的临床、教学、科研工作30年。2002年3月—2004年5月参加"上海市中医紧缺专科临床人才班"学习，师承上海市名中医、第二批全国名老中医药专家学术经验继承研究班指导老师张重华，以及医学界泰斗干祖望的学术继承人、江苏省中医院陈国丰学习，先后跟师张重华教授侍诊抄方3年余。

(3) 张治军(上海中医药大学附属曙光医院)：医学博士，主任医师，硕士研究生导师，科主任兼中医耳鼻咽喉科教研室主任。参加上海市卫生局高级西学中研修班(2004年12月—2008年3月)、上海市高级中西医人才培养项目(2013年1月—2016年8月)，跟师张重华。任中国中西医结合学会耳鼻咽喉科分会常委，中华中医药学会耳鼻咽喉科分会、上海市医学会听觉与前庭医学专科分会委员会委员，上海市中西医结合学会、中医药学会耳鼻喉科分会副主任委员，上海市中西医结合学会第一届口腔颌面头颈疾病专业委员会副主任委员，上海市医师协会耳鼻咽喉科医师分会第一、二、三届委员会委员，中国中西医结合学会鼻颅底肿瘤及嗅觉专病专业委员会常务委员，中国中西医结合耳鼻咽喉科专业委员会中医药研究专家委员会常务委员，上海市中医药学会中医住院医师规范化培训分会委员，上海市黄浦区、浦东新区、奉贤区医学会第四届医疗鉴定专家库成员，《听力学与言语疾病杂志》《山东大学耳鼻喉眼学报》编委，《中国组织工程研究与临床康复杂志》执行编委等。"慢性鼻窦炎中西医协同诊治方案的探索与实践（2021－W12）"获上海市中西医结合科技奖二等奖。从事耳鼻咽喉科医疗、教学及科研工作31年，身体力行实践中医，提出"手术祛邪，术后扶正""同病异证、异病同证，分证治之"等中西汇通主张，采用中医经方、验方治疗耳鼻咽喉疾病，临床效果满意。

（4）李艳青（复旦大学附属眼耳鼻喉科医院）：副主任医师，张重华全国名老中医药专家传承工作室负责人。上海市杏林新星（2013年9月—2016年3月），第六批全国名老中医药专家学术经验继承人（2017年12月—2021年8月，拜师张重华）。博士毕业于上海中医药大学中西医结合临床专业，2012年开始跟师张重华学习多年。现为中国中西医结合学会耳鼻喉科分会秘书、青年委员；上海市中医药学会耳鼻喉科分会委员、青年委员会组长，上海市鼻科学会秘书等。擅长采用以中医方法为主、中西医结合诊疗耳鼻喉科疾病，如嗅觉障碍、慢性鼻窦炎、变应性鼻炎、声带白斑、慢性咽喉炎、腺样体疾病等。

（5）马胜民（上海中医药大学附属龙华医院奉贤分院）：主任医师，上海中医药大学兼职教授。第六批全国名老中医药专家学术经验继承人（2017年12月—2021年8月），跟师张重华，也曾跟师刘福官、蒋中秋、张仁、王庆其。上海市优秀青年中医临床人才,奉贤区滨海系列拔尖人才,奉贤区卫生系统领军人才,马胜民奉贤区名医师工作室首席专家,奉贤区优秀科技工作者。现为上海市中医药文化巡讲团专家,上海中医药学会耳鼻咽喉分会常务委员、上海中西医结合学会耳鼻咽喉分会委员、中国中西医结合学会中医药研究专委会常委、中华中医药学会耳鼻喉科分会委员等。擅长中医药辨证治疗变应性鼻炎、喉源性咳嗽、分泌性中耳炎、耳鸣、耳聋等疾病。临床中医泡茶方、穴位压丸、耳针、穴位注射、膏方等为其治疗耳鼻喉科疾病特色。

(6)顾思远(复旦大学附属眼耳鼻喉科医院):2008 年上海中医药大学本科毕业,跟师张重华门诊学习多年,擅长耳鼻喉科疾病的中西医结合诊治。

此外,培养西医耳鼻咽喉科学博士及硕士多名,现已成长为各大医院医疗骨干与学术传承发展之中流砥柱,如复旦大学附属眼耳鼻喉科医院陈兵教授、余洪猛教授、顾瑜蓉教授;南昌大学第一附属医院耳鼻咽喉科叶菁教授等。

三、获奖及学习、工作简历

获奖情况:

1975—1977 年　赴西藏医疗队口头通报表扬

1996 年 11 月　上海市高尚医德奖

1997 年　上海市卫生系统"十佳"提名奖

1998 年　上海医科大学首届医院管理优秀奖

学习简历:

1959.9—1965.9 上海第一医学院医疗系

1973.1—1974.4 上海中医学院第五届西学中班

1979.5—1980.5 上海中医学院师资培训班(内经组)

1984.2—1984.7 上海第一医学院英语提高班

1986.10—1987.5 日本医科大学附属第一病院

1990.10—1993.11 上海全国名老中医学术继承研究班

工作经历：

1965.9—　复旦大学附属眼耳鼻喉科医院耳鼻喉科

其中：

1970.1—1970.3 上海赴云南抗震救灾医疗队

1975.6—1977.6 上海第二批赴西藏医疗队

◈ 四、援藏篇：雪域高原的文化交融

支援时间：1975 年 6 月—1977 年 6 月

支援地：西藏自治区人民医院、西藏日喀则市江孜县

个人感言：在艰苦的条件下感受不一样的藏族文化

1975 年 6 月，按卫生部指示，年轻的我与上海地区其他医生一起，乘火车启程，奉命奔赴万里之遥的西藏。我在雪域西藏工作的 2 年中，和当地医生一起救死扶伤，为众多患者解除了病痛。其间高原反应、艰苦的生活条件、繁重的工作任务、思乡惆怅等都让我想早日回到上海。但真到了我离别西藏的那天，内心却有许多不舍，以至于在多年后的今天还时时想起当年的点点滴滴，记忆仍然深刻(图 1－10、图 1－11)。

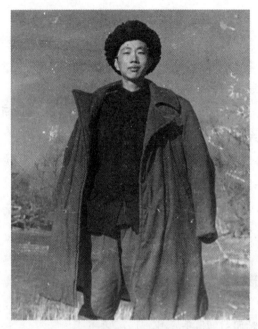

图 1-10　张重华在西藏(1976 年)

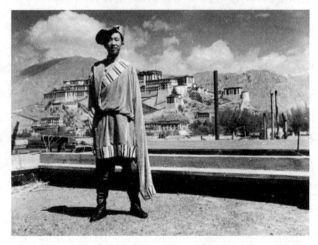

图 1-11　身穿民族服装的张重华在西藏布达拉宫前(1977 年)

在艰苦的环境中成长

1975 年夏天，带着组织和全院同志的殷切期望，我们一行人怀着激动的心情出发了。临行前我已下定决心要抓住这次机会好好锻炼自己，并结合自己的专业知识为藏区医疗卫生事业作出贡献。

俗话说：万事开头难。当真正开始体验援藏的生活时，我很快就意识到，如果没有坚强的毅力是不可能完成这次援藏任务的。记得刚到藏区，一进旅社，浓烈的羊膻味扑鼻而来，我感到很不适应。床上的被褥也不干净，在还没克服心理障碍的头两天，我只得和衣盖棉大衣睡觉。后来我想，既然藏族同胞们能在这种环境中安居乐业，我也不应该畏惧困难。如果仅仅因为这些不适就退缩，以后怎么去救治更多的患者呢？

经过一段时间的自我反省，我逐渐转变了心态，之后就有意识地去克服困难。特别是在唐古拉山山顶，当时车队遇到交通阻塞，车辆停驶两个半小时，道路何时能够畅通还是未知数。由于缺氧，我感到头痛剧烈，十分难受。车上所备氧气数量有限，在这关键的时候，任何一个人多吸一口，其他同行人员就会得不到及时的补给。开车的黄师傅不仅自己坚持不吸氧，还积极鼓励同志们克服困难，坚持到底。印象深刻的还有同行的郑医生，她平时体质较差，刚发生过严重高原反应，此时仍然热心地关心着周围的同志。最后，经过大家共同努力，终于平安地到达了目的地。

毛主席教导我们：关心他人比关心自己为重。援助医疗的经历、与藏族同胞的接触，使我的精神境界也得到了提升和净化。当时我深深地体会到：只有前进才是战胜困难最好的方法。

斗则进,不进则退,要敢于迎着困难上,敢于解决矛盾,在斗争中不断前进。

身兼数职,全力奉献

西藏地区物质匮乏、医疗条件十分落后,在那里我只能担当"全科医生"的职责。

当年的那些经历,在 40 年后的今天,仍让我印象深刻、历历在目。其中一次发生在抢救一位气管异物患儿身上。那是一个冬日的深夜,我在全力与死神争夺患儿的同时,自己的身体遭遇了极大的挑战。在白天已经超负荷工作的情况下,夜晚的氧气更加稀薄,当手术进行到一半的时候,我已感到呼吸困难,双脚发软,因为继续站立实在是透不过气来,我只得跪在地上,坚持把手术做完。术后患儿恢复健康顺利出院,患儿家属表露出的感激之情,是对我这个做医生的最大的鼓舞与奖励。

由于我有"西学中"的经历,在门诊和病房对一些常见病患者采用中西医结合的治疗方式,取得了一定的效果。通过实践,我更加深切体会到贯彻中西医结合治疗方式,更有利于减轻患者的痛苦,进一步提高医疗质量。比如,当时我治疗一个鼻出血的患者,左侧鼻腔大量出血不止,用纱布填塞一天后取出,仍出血,再加填塞。血从患者眼中和口中流出,用西药止血已无效果。患者的血压在 17.29/13.3 kPa(130/100 mmHg),加服降压药后仍有出血。在这种情形下,需常规行后鼻孔填塞。而此时患者非常痛苦,自觉火气往上冲,心烦怕热,夜里不盖被,但体温正常。根据已有症状,我考虑为肝火上逆所致,于是用降肝火、凉血止血法治疗,口服汤药,每日 1 剂。3 天后,患者鼻出血停止,抽完纱条出院。事实证明有些患者单用中医或者西医方法治疗有局限性,用中西医结合的方法治疗效果更好,对患者更有利。

　　还有一次,面对一位巨大扁桃体患者让我自身接受了一次很好的教育。患者是一藏族青年,双侧扁桃体极度肿大,以致堵塞整个咽喉,只能吃流质饮食,睡觉也只能坐着。症状发作已有3个多月,人非常消瘦。患者由县医院转诊而来的,临床上看很像恶性肿瘤。当时文献中也未见报道过这么大的扁桃体,3次病理活检为阴性,科内讨论意见不一,最终收治入院。晚上我去查房,看到患者不能睡觉的痛苦情景,感触很大,觉得自己有责任为藏族同胞解除痛苦。经过反复分析,我认为这位患者可能不是恶性肿瘤。若是单纯扁桃体肥大,手术切除后就能解决患者的呼吸及吞咽困难;即使是恶性肿瘤,可将整个扁桃体切除后送病理检查以明确诊断治疗。虽有手术指征,但是风险非常大,一是怕出血,二是怕发生窒息。我经过反复思想斗争,想到患者的痛苦、援藏的责任,决定迎着困难上。于是我把自己的想法向领导汇报,得到了他们的支持,并在手术前做了全方位的评估和准备,精心设计了手术方案。手术中,我发现扁桃体粘连十分严重,反复渗血,边剥边取,最终十分艰难地取出了巨大的扁桃体。术后,患者的呼吸困难症状很快解除,第二天就能顺利进食。通过这件事,我坚定了自己的信念,要敢于向困难挑战,同时也需要进行缜密的科学分析,事情不去干就会永远成为困难。这个经历不断提醒我,医学必须有大爱精神,并以大爱精神去具体实践。

艰苦劳动　思念家人

　　援藏时期,我不仅要承担各项医疗工作,还要和藏民一起,在田地劳动,生活的艰苦可以想象。当时的交通和通讯也很落后,2年间我没有离开过西藏,与家人联系只能靠2~3个月一次的家书往来。主要内容也就是报喜不报忧,给家人报声平安,再确认家中无事,让自己放心。

每当中秋节时节,在雪域高原无私奉献的援藏医生,远离家乡和亲人,我仰望高原那轮圆月,有泪水、有思念,更有工作的激情和动力。在高原度过的中秋节是我一生难忘的回忆。中秋节当天,自治区人民医院里的藏族同事们会拿着自家做的美食,前来和我们一同分享,让我们瞬间忘却了背井离乡的艰辛。

离家那时我儿子还很小,2年后,当火车缓缓驶入上海站后,妻儿一起来接我,家人和医院的同事几乎认不出已变得又瘦又黑的我了。

虽然在西藏我经历了诸多艰苦,但是只要国家需要,那就应该去。

文化熏陶　别样风情

在西藏期间,我感受了迥异于中原的藏族风俗和文化。在中国这个大家庭里,有56个民族,每个民族文化都有着自己的特征,但也都具有共同点:如文化习俗的独特性、完整性和对外来文化的包容性。

时光飞梭,现在我依然能清楚地记得40多年前的那段经历,拿出当时记录的手稿,仍能真切地感受到藏族的文化。作为医务工作者,救死扶伤是我们永恒不变的初心。希望远在他乡的藏族同胞们能得到最好的医疗救助,衷心祝愿他们健康、快乐。

(张重华)

◈ 五、名言警句

大医孙思邈说过:人命至重,有贵千金。作为医生,病家已把人生最宝贵的健康乃至生命托付给你,自己还有什么理由不尽心竭力地去为他们维护健康、尽快解除病痛呢?

行医务必"精诚兼备",尤要"以德为先"。

医生的本领从根本上讲都是直接或间接从病人身上得到的,不论病治好与否,病人都为你做出了不小贡献,如果乘人之危再去企求任何非分报答,于理何亏,于心何忍?

（中国中外名人文化研究会.中华名人格言.北京:中国文史出版社,2010:568.）

（张重华）

第二章

学术思想

◈ 一、推崇《黄帝内经》

《黄帝内经》是一部现存最早较为系统全面总结中医理论和实践经验的典籍,后世历代医家的学说大多是在其基础上的继承与发展,迄今仍有很大的学术价值,对耳鼻喉科疾病的诊疗也具有重要的指导意义,有待耳鼻喉科学界深入挖掘与发扬。张师在20世纪70年代初较深入接触中医后,越来越感觉到《黄帝内经》的重要性,特地考入上海中医学院师资培训班(内经组),师从凌耀星教授,重点学习一年《黄帝内经》,并对其中与耳鼻喉科相关内容做了系统整理,经常用于自己的临床实践,收益良多。

◈ 二、强调整体调整,内外兼治

祖国医学历来十分强调整体观念。张师诊治耳鼻喉科疾病,强调树立"整体观"。

(一)局部与整体、内与外、身与心,均需统一

1. 人是个有机的整体,局部辨证须与全身辨证相统一

人体的五脏、口鼻舌耳目、前后二阴、皮肉筋骨脉等,通过经

络相互联系,成为不可分割的一个有机整体;五官疾患,可由脏腑功能失调引起,而机体脏腑功能失调,也会在五官等体表器官表现出来。辨证时,应通过局部病变,考虑全身气血及脏腑功能的失调。治疗时须按中医"治病求本"的原则,从整体调治着手,才能获得满意的疗效,切忌"头痛医头,脚痛医脚"。

2. 个体与环境相统一

人与自然是一个统一的整体,自然界直接或间接地影响人体,从而产生生理或病理的变化。《素问·宝命全形论》曰:"人以天地之气生,四时之法成……人能应四时者,天地为之父母。"《素问·金匮真言论》又曰:"故春气者,病在头;夏气者,病在脏;秋气者,病在肩背;冬气者,病在四肢。故春善病鼽衄……"根据中医"天人相应"的理论,治病时应随时考虑到时令节气、天文、气象等周围自然环境因素对疾病的影响,并将其用于指导鼻衄的防治等。

3. 躯体与精神相统一

治病应身心并重,顾及社会环境对不良心理的影响。

(二) 辨证施治的实质是对疾病认识的主客观统一

强调治疗要旨以平为期,掌握好"度",防止过犹不及。治病时充分考虑全身气血阴阳的平衡,防止过偏,以求达到"阴平阳秘,精神乃治"。

(三) 治疗应内外兼顾

内服充分结合外治是整体治疗的体现,对提高疗效、加速痊愈能起到促进作用。耳鼻喉科属内外兼修体系,现在中医耳鼻喉科一提外治法想到的就是现代手术,而中医外科许多卓有成效的传统外治法,正在逐步萎缩,所以张师强调具有中医特色的耳鼻喉科外治法亟待进一步发扬与提高。

◈ 三、重视扶正,保护脾胃

张师遣方用药非常平和,极其重视保护脾胃,扶持正气。

1. 正气存内,邪不可干

疾病的过程,是邪正相争的过程,邪胜则病进,正胜则病退,正气对疾病的发生和转归起着决定性的作用;扶正可扶助正气,增强体质,提高机体的抗病能力和自然修复能力,达到"正充邪自去,邪去正自安"。张师认为,在疾病的治疗中须注意时时处处扶持正气,保护脾胃正是扶正祛邪的重要方面。若损伤正气则会动摇根本,损伤自身的修复功能;脾胃损伤则会影响药物的吸收和作用发挥,还应防止情志过度影响脾胃功能促使病情加重。

2. 用药如用兵,需谨慎选择

医生治病不可贪求疗效而举措失当,增添不必要的损伤和痛苦,谨防"已过病所,病不能去,而无病之地,反先遭其克伐"。因为治病的药物会产生不良反应,治疗中注意尽可能避免药物的毒性和不良反应,因此峻烈攻下之剂不可多用,有毒的药物也应慎用。良医绝不会为企求速效,轻率地超大剂量应用毒性较明显的药物,可避免"玉石俱毁"的后果。如鼻出血属实热证者,可用适量大黄釜底抽薪,宜适可而止;苍耳子是宣通鼻窍的常用药物,但有小毒,临床及实验结果均显示大剂量长期应用会损害肝脏等重要脏器,甚至产生严重后果,故张师主张非必要不宜作为常规药或长期使用,用量一般也应控制在 9 g 以内,儿童酌减。

3. 适当炮制,合理配伍

能和缓药性,提高疗效,这是中医药在临床应用中的优势,值得提倡。张师平时在处方用药时,特别注重药性,如养阴药滋腻,易助湿,影响脾胃运化,处方时常适当加些山药、薏苡仁、芡实、佛手之类健脾助运药味。

4. 治病重在调动机体本身抗病能力和自然修复能力

防止不适当的用药及其他治疗措施扰乱自身生理功能,损伤自我修复机制,不赞成过度鼻腔冲洗和滥用局部药。

5. 提倡食疗

要充分发挥食疗的作用。

四、注重身心并治,治疗五官疾病强调疏导解郁

张师推崇《黄帝内经》。如《素问·举痛论》曰:"百病生于气也,怒则气上,喜则气缓,悲则气消,恐则气下,寒则气收,炅则气泄,惊则气乱,劳则气耗,思则气结。"七情过极可致身体阴阳失调,气血怫郁,经络阻塞,脏腑功能紊乱而变生诸病;气血疾病、情志异常常常会互相影响。张师很注重治情志病的重要性,强调五官病多涉肝,如肝通过经脉与五官密切相关,《灵枢·经脉》曰:"肝足厥阴之脉……上贯膈,布胁肋,循喉咙之后,上入颃颡。"《医学心悟》曰:"足厥阴肝、足少阳胆经皆络于耳。"

张师治疗五官疾病时,注重身心并治,强调疏肝解郁。经他多年呼吁,目前已引起国内耳鼻喉科医生的广泛关注。

1. 治疗情志病是中医的特色和长处之一

中医主张"心病要用心药医",通过辨证用药,配合针对性的言语疏导,"导之以其所便,开之以其所苦"(《灵枢·师传》),对提高疗效、避免反复相当有效。如鼻衄之疾:患者恐惧、烦躁、悲伤……这些不良情绪,常加重出血甚至影响止血效果,或致出血

反复。对此应在心理疏导的同时,加平肝之类的药物。有许多疏肝、解郁、宁心之类的传统方药,如疏肝理气的逍遥散、养心解郁的甘麦大枣汤等,值得进一步研究与发扬。

2. 中医治情志病历史悠久,方法众多且有良效

通过具有中医特色的内服、外治及精神治疗等多种方法整体调治,不少原发病症及宿疾常常得以缓解或治愈,不仅能够弥补西药的不足之处,同时能够增强患者体质、提高生活质量。经过多年临床实践,张师逐步建立耳鼻喉科情志疾病的综合治疗模式:辨证论治+心理疏导+对症治疗+外治法。

3. 不少耳鼻喉科疾病与情志关系密切

如梅核气,即咽部有异物梗阻感,患者思想负担重,常有恐癌心理,治疗时需耐心解释,心理疏导,使患者放下包袱,再配合疏肝理气化痰药,多能取得较好的疗效。

五、推崇疑难、久病多瘀血,确立"活血止血"治鼻衄的思路和专病处方

张师在 50 余年的临证过程中,根据王清任、唐荣川理论,运用活血化瘀法治疗疑难病症,屡获良效。对久治不愈的疑难病症,如慢性咽炎,见有咽后壁小瘰增生、暗红,呈串珠状,血管扩张如红丝赤缕,舌下脉迂曲等,除应用逐痰、解郁法外,常用血府逐瘀汤、通窍活血汤等以活血化瘀;也用于长期使用抗生素无效的颈部肿块病例,屡获良效。张师通过临床与实验观察,论证了治疗出血证的原则:"活血可以止血""见血休止血,祛瘀当为先";倡导"内服与外治""治身与治心""个体与环境"三者兼顾的鼻衄中医综合疗法;还创立了"活血止血"治鼻衄的思路和专病

处方,丰富和发展了鼻衄的中医治疗理论。

◈ 六、辨证施治以"和"为旨,处方用药简便轻灵

"和",指调和、和中,兼收并蓄。中国文化自古崇尚和谐、以和为贵,中医学也非常重视"阴平阳秘,精神乃治"。张师对疾病的认识和治疗衷于《黄帝内经》合和思想,强调通过整体调整、辨证论治,补虚、泻实或攻补兼施等各种方法,调整脏腑功能,调和气血,以恢复机体的阴阳平衡、功能协调状态,作为治疗疾病的最终目的,正如《素问·生气通天论》曰:"因而和之,是谓圣度"。

张师临证用药温和力缓,很少用大苦大寒、大辛大热等偏性很强或有毒性的药物。"有胃气则生,无胃气则死"(《黄帝内经》),脾胃为后天之本,不仅对营养物质的吸收利用,对药物的吸收、发挥作用也同样重要;加之耳鼻喉科有许多慢性疾患,如慢性咽喉炎、声带白斑、嗅觉障碍等患者需要长期服药,那么就一定要注意保护患者的脾胃功能,扶正培本,如此才能保证患者有良好的依从性,在坚持治疗的前提下,更好、更大程度地保证药效发挥。如张师治疗鼻衄,温肾益肺喜用山萸肉、淫羊藿、黄芪、炒白术,少用细辛、附子、肉桂;宣通鼻窍喜用白芷、路路通、茜草、桂枝,而少用苍耳子;治疗鼻衄,通腑泄热喜用较大剂量生白术、油当归、肉苁蓉、麻子仁,而少用番泻叶、大黄、芒硝等。常常告诫后学者,学中医任何时候都要做到在整体观指导下的辨证论治、以和为要。

张师用药轻灵简便、精炼。主要体现如下。

(1)药性以轻清、上浮为主:耳鼻咽喉位于人体的头面,所谓"治上焦如羽,非轻不举",五官疾患的选方用药应以轻清宣透

为原则,宜宣肺达邪、透热外出,不宜过用苦寒沉降或味厚滋腻之品,煎煮时间也要少短。

(2)处方简便、药味少:一般为8～12味。张师非常重视经方的学习和临床应用,宗经方治疗思想,处方药以简而有效为核心。即使患者耳鼻咽喉均有不适、主诉繁多,亦是重在整体辨证,在纷繁复杂的临床表象中抓住患者的核心病机与主要问题,结合局部辨证,拟定药简力专的处方和行之有效的治疗方案。张师每每看到有些民间中医甚则正规医院医生"大处方"的现象,多不敢苟同,认为此类处方一是医术不精,没有掌握中医治病的要领或片面追求经济利益,从而导致处方用药不能体现医者临床辨证的核心与治疗思想,只是简单地药味堆砌和叠加。应该做到"有是证用是药"。否则逆此遣方,不仅不能帮助患者祛除病痛,反而贻误病情、害人至深。

(3)药物用量轻:所谓"轻可去实",张师辨证选药十分精准、恰当,看似用量小,却常可起到"四两拨千金"的奇妙作用。如治疗顽固性口疮溃疡,以养阴生津为主,常配伍小剂量肉桂(3～6g)以引火归元;清热利咽时常用桔梗5g、生甘草2.4g等。张师处方用药,体现了"天下无神奇之法,只有平淡之法,平淡之极,即为神奇"(孟何医家费伯雄名言)。

◈ 七、扶正不忘祛邪,补泻兼施

中医认为"正气存内,邪不可干""邪之所凑,其气必虚",五官疾病的发生也不脱于此。如变应性鼻炎、慢性鼻窦炎、嗅觉障碍、暴聋等的发生,均是由于机体正气不足、抵抗力下降,外邪或乘虚而入,或留滞难解,遂演变成慢性疾病。因此,张师在临床诊治过程中,处方用药重视辨证,针对患者的虚实夹杂情况,很少单纯用补剂,而是扶正不忘祛邪,做到补泻兼施。

清代医家程钟龄《医学心悟·医门八法》曰:"下者,攻也,攻其邪也。病在表,则汗之;在半表半里,则和之;病在里,则下之而已,然有当下不下误人者,有不当下而下误人者⋯⋯"意即泻法,并非单纯泻下也,汗法、和解法、清泻、通泻、活血化瘀等均可列入下(泻)法的范畴。张师在治疗多种五官疾病的过程中经常应用下法:如外耳道湿疹、喉源性咳嗽,在夹有风邪时喜用蝉衣、荆芥、防风、菊花等疏风解表、清热散邪;在夹有湿邪时喜用薏苡仁、泽泻、半夏、藿香等清利湿邪;在夹有热邪时喜用广郁金、牡丹皮、白茅根、连翘等清热解毒、凉血散邪;有血瘀喜用丹参、茜草、山楂、红花等活血化瘀、散结祛邪。在鼻衄的治疗中,如患者鼻塞严重、鼻黏充血膜肿胀明显,则在扶正止衄的同时,伍以黄芩、墨旱莲、泽泻、牡丹皮等以清热活血、利水消肿;治疗鼻出血,在补虚收涩止血同时,又考虑到止血不留瘀,配伍适量茜草、山楂以活血止血;治疗慢性咽炎,在养阴利咽的同时,应用连翘、生地、广郁金等,以泻火存阴。张师认为,这些都属于泻法在耳鼻喉科的灵活应用。

◈ 八、经络意义重大,临诊不可疏忘

经络是人体运行气血、联络脏腑、贯穿上下、沟通内外的径路,其内属于脏腑,外络于肢节,沟通于脏腑与体表之间,将人体脏腑组织器官联系成一个有机的整体,用以行气血,营阴阳,使人体各部的功能得以保持协调和相对平衡。《灵枢·邪气脏腑病形》曰:"十二经脉,三百六十五络,其血气皆上于面而走空

窍……其别气走于耳而为听",已知十二经脉中,阳经均循行至头面,阴经也直接通达或通过经别合于头面,加上奇经等联系,使五官成为经气汇集的重要部位,与全身的关系密切。说明五官的功能与内脏功能密切相关,人体脏腑的病变可在五官表现出来,眼耳鼻咽喉的病变,也反映了机体脏腑的病理变化。故运用经络学说指导耳鼻喉科疾病的治疗,往往能取得较好的效果。经络学说在中医耳鼻喉科的理论和实践方面,起着重要的作用。

1. 明确诊断

《灵枢·卫气》曰:"能别阴阳十二经者,知病之所生;知候虚实之所在者,能得病之高下。"《灵枢·经脉》又曰:"经脉者,所以能决死生,处百病,调虚实,不可不通。"

2. 解释病机

(1) 耳聋:《诸病源候论》曰:"手太阳之经,入于耳内,头脑有风,风邪随气入乘其脉,与气相搏,风邪停积,即令耳聋。"

(2) 耳鸣:《灵枢·经筋》曰:"手太阳之筋……其支者,入耳中;直者出耳上,下结于颔……其病应耳中鸣痛引颔……"

(3) 鼻出血:《外科正宗》曰:"鼻中出血,乃肺经火旺,逼血妄行,而从鼻窍出也。"

(4) 耳疮:《证治准绳》曰:"耳内生疮者,为足少阴是肾之经也,其气通于耳,其经虚,风热乘之随脉入于耳,与气相搏,故令耳门生疮也。"

(5) 咽喉肿痛:《素问·阴阳别论》曰:"一阴一阳结,谓之喉痹。"

(6) 声音嘶哑:《灵枢·邪气脏腑病形》曰:心脉"涩甚为瘖"。

(7) 面瘫:《外台秘要》曰:"病源风邪入于足阳明、手太阳之经,遇寒则筋急引颊,故使口㖞僻。"

3. 指导治疗

（1）循经取穴：针灸治疗以经络为取穴基础：如合谷、迎香均属于手阳明大肠经,其脉循鼻而与肺经相表里,针刺两穴,具有通鼻窍、散风邪、清气火的作用,配合阳陵泉以泻胆经之火,治疗慢性鼻炎、鼻窦炎有效。合谷配尺泽,清泻肺与大肠之火而止鼻出血;天突、廉泉均属任脉,能化痰热、清气火,配肺经原穴太渊,补肺清热,益金生水,配胃经人迎以泄阳明邪火,可治急性和慢性喉炎。

（2）穴位注射：张师应用水针迎香、针刺鼻丘等方法治疗感觉神经性嗅觉障碍;听宫为手足少阳、手太阳三脉之会,翳风为手足少阳之会,手太阳、手少阳之脉均入耳中,此两穴有通窍、聪耳、宁心、调三焦气机之作用,故以药物（1％普鲁卡因等）作听宫及翳风穴位注射,治疗耳鸣有效。

（3）穴位按摩：迎香、风池能疏散风邪,按摩两穴可预防伤风;鼻背按摩可改善鼻塞、流涕;鸣天鼓、鼓膜按摩可治疗耳鸣、耳聋。

◈ 九、倡导"治未病",重视日常养生与食疗保健

"未病先防"是中医"治未病"思想的重要内容与体现。张师临诊时,无论多忙,都会不厌其烦地嘱咐患者在日常生活中需做到:避风寒,适寒热,避免过度劳累,适度运动,改善体质,增强抵抗力,预防疾病的发生。强调患者平素的自我保健。如对于慢性鼻窦炎、变应性鼻炎和嗅觉障碍的患者,建议每日自行鼻旁按摩以宣肺气、泄肺热、通鼻窍。张师提倡食疗,要我们牢记孙思

邈在《备急千金要方》中的一段话:"食能排邪而安脏腑,悦神爽志以资血气。若能用食平疴,释情遣疾者,可谓良工。夫为医者,当须先洞晓病源,知其所犯,以食治之;食疗不愈,然后命药""不药为中医",个体要根据本身体质,选择适合的食物。反对滥用保健品及补品。

◈ 十、中西互参,博采众长

张师针对中西医结合的发展现状,提出以下观点。

(1)中西医虽属不同医学体系,但两者并非对立,破除中西医之间的门户之见才能相互促进、取长补短、共同提高。如治疗感觉神经性嗅觉障碍时,张师先用小剂量泼尼松口服,力图将嗅觉"唤醒";而后"乘胜追击",加上中药配方或穴位注射以巩固"战果"并治以缓图,慢慢将糖皮质激素(简称激素)减量至停用,避免复发。上述中西医结合治疗嗅觉障碍的方案,体现了张师衷中参西的诊疗特色。

(2)中西医结合的重点应立足在中医,现代科技作为方法、手段有助其发掘、提高,但不可简单地以西医药替代,或一概以是否符合西医理论作为判别中医的价值与对错,下结论一定要慎重。张师强调:用中医方法治病,必须切实遵循中医辨证施治的基本原则,避免"中药西用",利用西医手段发挥耳鼻喉科的中医治疗优势,如进行适当的实验研究,探讨中医药防治疾病的机制、方法及疗效验证等。

(3)找准结合点,发扬中医优势与特长,以中医药对某一病种或某个疾病阶段有明显优势和特色的作为重点,如选取现代医学认为尚无满意疗效的"难治病"和"不治之症",嗅觉障碍、耳鼻咽喉癌前病变的防治入手,临床初步结果令人鼓舞。

（4）要客观评价治疗结果,不能照搬西医药标准鉴定中医药的疗效,应加强研究制定适合中医特点的现代循证医学的原则和方法,用以评估中医药疗效。中医药的临床研究以首先证实疗效、逐步阐明机制为原则。

（5）切实加强中医各家流派中特技、秘传的发掘、继承、抢救工作,兼收并蓄,验之于临床。发挥综合治疗的优势,临床治疗须因人、因时而异,随机应变,治法多样,最终以对患者有利为准则。

（6）充分认识中西医结合的难度及其长期性,切勿心浮气躁,欲速则不达。

（臧朝平　罗建敏　李艳青　张治军　马胜民　顾思远）

第三章

诊疗特色与临床经验

◈ **一、鼻衄**

鼻衄是耳鼻喉科常见急症,张师倡导内服与外治、个体与环境、调身与调心三结合的中医综合疗法,提出"活血止血"的治疗思路,创制"祛瘀止衄汤"方。

(一) 治疗思想

1. 内服与外治相结合

(1) 强调辨证施治,个人验方配合传统古方或特效药物:治疗尽量契合个体的特点。根据发病原因,病程久暂、患者年龄、体质,发病季节等因素,按八纲、脏腑仔细辨证后制方。用药根据患者体质,防止偏性,注意适度,避免过犹不及,顾此失彼,如过用寒凉药泻火会伤中阳、过用收敛止血药会加重血瘀,应做到酌情而用,适可而止。

(2) 扶正祛邪并举,分期辨证治疗:一般急起、新发、病在表者,邪气胜而正气未衰,重在解表祛邪,邪去正自安;中期邪胜正衰,宜攻补兼施;若出血迁延不止,阴血大量丧失,或血虽止而正气大伤,宜重补益气血;至于大出血而致气随血脱,则速予回阳救逆、固脱；缓解期则针对原发病结合患者体质，给予柔缓之剂调理全身，防止复发。

（3）在内服中药的同时，注意发挥中医外治法的优势：张师常用的外用止血方法是中药贴敷、穴位针刺或按压等。重视民间单方、验方及简便止衄法的应用，如用鸡蛋内膜贴敷、扎中指、外耳道吹气等，并在实践中加以改进。对采用一般方法不能止血的严重患者，则根据病情需要，结合必要的西医方法及时止血。

2. 个体与环境相结合

在鼻衄的防治中，张师重视外界环境变化对鼻衄发生、发展的影响。根据《黄帝内经》"人与天地相参，与日月相应"的理论，人体的生理病理变化与自然界的运动变化息息相关。许多中医典籍中都有鼻衄发生与季节有关的记载，如《素问·金匮真言论篇》提及"春善病鼽衄"。因此，张师强调要注意气候变化，指出冬春及夏秋之交，是鼻衄的高发季节，要顺应自然规律，及时、主动采取预防措施。

3. 治身与治心相结合

按照中医"七情致病"理论，张师从多年治鼻衄的临床观察中体会到鼻衄的发生与患者的性格、职业、文化程度、家属关心程度、血型、遗传等因素有关，在治疗中十分注重对鼻衄患者的心理疏导，将"心理疏导疗法"放在与鼻腔止血操作同等的重要地位，作为治疗鼻衄的主要方法之一。通过用精神安慰、语言疏导，配合服用有针对性的疏肝解郁、平肝降逆、养心安神等中药，对提高止衄效果起到了良好的作用。

4. 活血止血、祛瘀止衄

张师通过理论与实验研究，强调治鼻衄应贯彻"见血休止血,祛瘀当为先"的原则。据中医理论,血瘀可致衄,出血也易致瘀,血瘀会导致或加重出血,形成恶性循环,而在"止血"的同时适当加以"活血",去除瘀血,通畅脉道,血液循常道而行,有助于止血,既免留瘀,又可生新,提出"活血止血"的治鼻衄思路,创制了"祛瘀止衄汤"方。

(二) 研究成果

张重华老师坚持鼻衄临床研究 40 余年,取中西医之长,较好地发挥了中医诊治鼻衄的特色与优势,不仅明显提高了鼻衄的疗效,在理论与方法上也有所创新。在先师张赞臣的经验基础上,通过临床与实验观察,论证了"活血可以止血""见血休止血,祛瘀当为先"的治疗原则,并确立活血止血治鼻衄的思路和专病处方,创制"祛瘀止衄汤"方。该方基本组成为:生地 15～30 g,丹参 9 g,生蒲黄 9 g(包煎),血余炭 9 g,制大黄 6～9 g,生甘草 3 g。方中生地性味甘苦寒,入心、肝、肾经,能清热、凉血、祛瘀,善止鼻衄,对气火有余而阴血不足的鼻衄者尤宜,但苔腻、便溏者不宜用;丹参味苦、性偏寒,入心、肝经,能活血祛瘀,安神宁心,破瘀血,生新血;生蒲黄、血余炭,既能止血,又能祛瘀,止血而不留瘀;大黄能泻热毒,破积滞,下瘀血;生甘草能清热解毒,调和诸药。总结此方治疗严重鼻衄 100 例,显效率为 68%,总有效率为 85%,较对照组平均住院天数缩短 5.24 天,填塞天数缩短 3.45 天。

张师主持了"活血化瘀中药治疗鼻衄的临床及实验研究"课题,运用血液流变学的指标测定,对经一般处理未能止血的严重鼻衄患者,以"祛瘀止衄汤"治疗后,分析止血前后血液流变学指标数值变化,发现鼻衄患者血浆纤维蛋白原增多,红细胞沉降率加快；服祛瘀止衄汤治疗后，血浆纤维蛋白原显著降低，红细胞沉降率减慢。以失血家兔动物模型为观察对象，分中药、西药、空白对照组治疗，试验结果与临床相一致。进一步临床对照结果显示：多数鼻衄患者的血浆蛋白纤维原含量高于正常人，而用活血化瘀中药后出血停止，血浆纤维蛋白原随之降低，与对照组相比差距具有统计学意义，并提出血浆纤维蛋白原居高不下，潜伏着再度出血的可能，也提出活血化瘀中药加速止血的作用与用药后血浆纤维蛋白原下降有关。张师在上述研究基础上，认为在鼻衄的一定阶段，配合活血化瘀中药治疗是适当和必要的，其治疗机制可能是使身体内的凝血-抗凝系统的平衡得到恢复和调整。他还选取蒲黄炭、血余炭、白及、乌贼骨、青黛5味中药研制成中药外用止血粉，经动物实验和临床对照，止血效果非常显著，后又改制成止血薄膜，使用更为方便。

但是，中药也有其不足之处。鼻衄是急症，止血力求其速，而配服中药，一般也难以做到立服立止。故张师善于采取中、西两法之所长，"急则治其标"，常常采用外治方法，如铬酸烧灼、高渗葡萄糖局部血管封闭术等方法，使患者血止或明显控制出血量，缓解患者紧张、焦虑情绪，此法对治疗脑衄是必要和合理的。

（三）病案及浅析

颜某，男，45岁。反复左侧鼻衄2天入院，已行左前后鼻孔填塞，仍有间断出血。5年前因左侧鼻衄外院已作左颈外动脉结扎，数月前又因鼻衄反复填塞不能控制而行左筛前动脉和左颌内动脉结扎。有高血压病史。症见潮热升火，精神委靡，烦躁不安，鼻内时有跳动感，大便二日未行。舌暗红、苔薄、脉弦数。心律不齐，血压24/16 kPa。证属心血瘀阻，肝阳偏亢。治宜凉血平肝,祛瘀止血。予祛瘀止衄汤加减。处方:生地 20 g、生蒲黄 9 g(包煎)、丹参 9 g、血余炭 9 g、黄芩 9 g、丹皮 9 g、生白芍 9 g、茜草 9 g、川牛膝 9 g、仙鹤草 30 g、旱莲草 12 g、代赭石 30 g(先煎)、钩藤 9 g(后下)、生石决 30 g(先煎),连服 5 剂,1 日内血止,分次撤除填塞物,5 天去尽,未再出血。

> **按** 鼻衄严重者,中医称之为"脑衄";脑衄出血既多,易成虚证。由于中药着重调治整体,攻补兼施,标本同治,全面照顾,故对鼻衄患者在发作高峰期常有肝阳亢盛的征象及大量失血后头目昏眩、怔忡盗汗、口燥便秘等的疗效较西药为胜,且可加速身体康复,避免进一步操作(如重行填塞、手术等),减轻患者的痛苦,这对小儿、老年患者更为重要。

(臧朝平)

◇ 二、鼻鼽

变应性鼻炎属中医"鼻鼽"的范畴,早在《黄帝内经》中就有"鼽、衄"的记载,历代以来积累了很多治疗经验。

1. 对鼻鼽的证候分析

传统医学认为,鼻鼽的病因病机,包括肺气虚寒、脾气虚弱、肾气亏虚和肺经伏热 4 型。张师从长期临床实践中体会到:该病以肾阳不足为本,肺气虚寒为标,脾气虚弱是关键。此类患者往往吹了冷风引发,平时容易感冒、多汗等,一般认为是肺气虚寒、卫表不固、风寒邪气乘虚而入、循经上犯鼻窍而致病;但从临床常见喷嚏频作,清水样鼻涕涟涟,鼻黏膜苍白水肿,多数患者平时特别怕冷,倦怠乏力,食少便溏,四肢不温,腰膝酸软,夜尿频多,小便清长,舌淡、苔白,脉沉细,以及常有长期应用激素和抗过敏药物史,符合脾气虚弱、肾阳亏虚、水湿上犯鼻窍之征象,故张师根据中医传统理论结合多年实践体会,认为"鼻鼽"之症,其成因除了肺气不固,另有脾肾亏虚,是肺、脾、肾三脏功能失调,尤以肾阳虚衰为发病之根本。

(1)肺气虚寒为疾病之标:本病病位虽然在鼻,却和肺气虚寒关系密切。肺开窍于鼻,肺气通于鼻,肺和则鼻能识香臭。肺为娇脏,处上焦易受邪侵,邪盛则致肺气虚弱,卫外不固。肺以宣发肃降为职,肺气虚弱则宣降失司,气机郁滞,气道不畅。《灵枢·本神》曰:"肺气虚则鼻塞不利少气";肺气虚弱不能输布津液。《太平圣惠方》曰:"肺气通于鼻,其脏若冷,随气乘于鼻,故使津液流涕,不能自收也",故多涕;再则气有温煦的功能,肺气虚弱则温煦功能失职,《素问·刺志论》曰:"气虚者,寒也"。清代陈士铎的《辨证录》:"人有鼻流清涕,经年不愈,是肺气虚寒",故患者鼻涕清稀。因此,分析变应性鼻炎的病机,由于肺开窍于鼻的关系,首先责之于肺气虚寒。从肺气虚寒论治变应性鼻炎,临床广泛应用,如玉屏风散治疗变应性鼻炎,不仅可改善症状,还可以增强机体免疫功能,调节免疫失衡。基础研究发现,在肺气虚寒的变应性鼻炎患者中存在免疫失衡,与变应性鼻炎的发生存在一定的关联性。

(2)肾阳不足为疾病之本:肺开窍于鼻,肺气之根在肾,因此鼻之病与肾也有密切关系。清代郑钦安《医法圆通》曰:"肾络通于肺,肾阳衰而阴寒内生,不能收束津液,而清涕亦出"。张师强调肾阳不足是变应性鼻炎发病的根本。肾阳不足,阳不化气,阳气不能充实于肺,肺失温煦,则肺气虚寒,风寒外邪易侵,鼻内奇痒而嚏;肾主纳气,若肾失摄纳,则气不归元,气浮于上而喷嚏频发;命门火衰,水液失于温化固摄,寒水上犯,清涕不止。流行病学调查研究显示,季节性变应性鼻炎多发生在春秋两季,患者在晨起时最易发病。说明变应性鼻炎的发病与春秋季、清晨的阳气不足有关,而且从肾论治变应性鼻炎临床疗效肯定。肾主骨生髓,在变应性鼻炎的发病过程中,多种炎性细胞及细胞因子起到关键作用,且骨髓中细胞因子是募集、趋化和激活引起变应性鼻炎的主要因素,说明肾阳不足是变应性鼻炎发病的根本原因。

(3)脾气虚弱为关键之机:脾与肺肾在生理、病理上常互相影响,又与鼻腔相关。如李东垣《脾胃论》曰:"且饮食入胃,先行阳道,而阳气升浮也。浮者,阳气散满皮毛,升者,充塞头顶,则九窍通利也。"即脾胃功能正常,清窍得以濡养,则九窍通利,而鼻窍为九窍之一。张师非常重视脾胃与变应性鼻炎的关系。脾为后天之本,气血生化之源,肺气的充实有赖于脾气的输布,若气充血旺,则卫表得固;若脾气虚弱,气血生化无缘,则肺气虚弱,鼻失濡养;脾失健运,运化失司,影响津液敷布,不能通调水道,水湿停聚,上犯鼻窍,则鼻黏膜水肿、清涕涟涟;脾虚则寒水侮土,气机升降不利,水湿内停,影响肾阳充养,导致脾肾阳虚。所以脾胃既是全身气机升降的关键,又与肺肾和鼻窍有密切的关系,是变应性鼻炎发病过程的关键一环。

2. 治法概要

(1)病证结合:张师擅长中西医结合诊治疾病,尤其体现在"病证结合"上。对于患者,张师首先是采用西医的方法详询病史,全面检查,通过视、触、叩、听等手法就疾病做出明确的诊断,必要时借助如影像学、内镜、血液检验等检查手段,以辅助诊断。

诊断明确之后,张师又以中医的辨证思路通过望、闻、问、切取其临床证候,进行辨证分析。这就是张师认为的"病证结合"。病是指现代医学的某一种疾病,证是指传统中医学的某些证候。现代医学认为疾病是病因作用下人体形态或功能的异常,是损伤与抗损伤的病理生理过程。传统中医学认为证候是病因作用下某一阶段阴阳失衡的特定类型。张师的病证结合观既强调疾病的固有特点,又重视疾病某一阶段的特性。如变应性鼻炎的诊断,可以明确这是一种伴有全身致敏或鼻腔黏膜局部存在特异性超敏反应的疾病,在变应原的刺激下,体内 Th2 细胞免疫失衡,于是 IgE 升高,介导组胺等释放而引起鼻黏膜发生炎症反应,完全符合 I 型变态反应的变应原、特异性个体以及两者相接触而发病的特点,结合辨证分析,即可明确疾病的特定阶段、脏腑的虚实状态、风寒之邪的侵袭等,这样"病证结合"的分析能够取长补短,深刻把握疾病的变化发展本质,发挥中西医各自的优势。病证结合可以作为中西医结合临床诊疗的科学模式。

(2) 中西互参:张师诊治耳鼻喉科疾病,一贯提倡中西互参,对鼻鼽的治疗亦是如此。体现在诊病时,西医诊病与中医辨证相结合,即"病证结合"。面对患者,首先采用西医的诊疗方法详询病史,全面检查,通过"视、触、叩、听"等方法做出明确的诊断,必要时借助现代仪器以辅助诊断,如鼻窦 CT 或 MRI、鼻内镜、血液过敏原检测等。明确诊断之后,张师以中医的辨证思路通过"望、闻、问、切"取其临床证候,进行辨证分析。通过这样的病证结合,则可实现"精准医学"所强调的精准防治,为患者制定个体化治疗方案,也即中医一贯遵循的"因人而异""三因治宜"理论的体现。

应用到鼻鼽的治疗,张师提倡中西医结合治疗本病,互相取长补短。西药对于变应性鼻炎症状的控制非常便捷,如鼻用激素的应用,往往效果立竿见影,但无法有效延缓或减轻下一次的发作;中药干预虽不能在数十分钟内明显缓解症状,但长期疗效和对体质改善的作用明显。对于重症或发作期患者,张师根据"急则治标"的原则,酌情选用一些鼻用激素、口服抗组胺药、减充血剂等迅速控制发作期症状,同时经过精准辨证,给予中药缓缓图治;而对于缓解期患者,则以辨证施治、运用中药为主,针对患者体质进行整体调理,每获满意效果。这种中西互参的治疗方式体现了"急则指标,缓则治本""标本兼治"的治疗原则,有助于发挥中西医各自优势,一方面快速控制各种不适症状,同时能通过药物调理改善患者体质,减轻症状,减少复发,增强患者信心和希望。

3. 自创验方:扶正止鼽汤

鼻鼽以肾阳不足为本,肺气虚寒为标,脾气虚弱是关键。对其治疗,张师强调以温肾固涩为主,肺、脾、肾三脏同治。经多年临床实践、反复验证,创制了验方"扶正止鼽汤",被广泛应用于临床治疗中。据统计,扶正止鼽汤治疗鼻鼽疗效确切,总有效率可达 86.67%,对顽固性病例更显治疗优势;且患者服药后多数体质改善,复发率明显降低。2000—2007 年,复旦大学附属眼耳鼻喉科医院鼻科组,围绕该方进行了多次临床验证与药学研究,有 10 余篇研究成果相继发表:从临床疗效、药理学、毒理学、动物试验等多角度,证实该方治疗鼻鼽,疗效确切而显著,且无明显毒性和不良反应。2018 年,该方被纳入英文版《中国变应性鼻炎诊疗指南》[CHENG L, CHEN J J, FU Q L, et al. Chinese society of allergy guidelines for diagnosis and treatment of allergic rhinitis [J]. Allergy Asthma Immunol Res, 2018, 10(4)

300－353]，作为治疗鼻衄的代表中药方剂之一。

扶正止衄汤，由山萸肉、仙灵脾、炙黄芪、炒白术、防风、煅牡蛎、蝉衣等药物组成，具有温肾健脾、益气固表、疏风宣肺、收敛固涩的作用。方中重用黄芪益气固表，黄芪能补肺健脾、实卫敛汗、祛风运毒。配防风走表，散风邪，上清头目七窍。黄芪、防风合用，具有固表而不致留邪、祛邪而不致伤正的特点，其配伍包含补中有疏、散中寓补之意，具有补散兼施的作用。白术味甘苦性温，入脾胃经，功能健脾益气、燥湿利水。鼻衄用白术，使脾运得健，气血得充，肺得濡养。三者相伍，即著名的玉屏风散。淫羊藿味辛甘性温，入肝肾经，具有补肾助阳、祛风除湿、温养补虚的作用；山萸肉味酸、性微温不燥，能补益肝肾、收涩固脱、补而不峻、平补阴阳，与淫羊藿同用，温肾固涩、止涕止衄；蝉衣性味甘寒，入肝、肺经，能疏风散热、祛风止痒。《素问玄机原病式》曰："嚏，鼻中因痒而气喷作于声也，鼻为肺窍，痒为火化，必火邪热，干于阳明，发于鼻而痒，则嚏也。"认为鼻痒、喷嚏由火邪而致，故蝉衣疏风散热止痒而奏效，又佐用丹皮清热凉血、活血散瘀，煅牡蛎收敛固涩止涕，桔梗引药上行，同用散结通窍。全方补肺温肾、益气固表、祛风散邪、收敛固涩，寓扶正祛邪、固涩散邪于一方。

（张治军　臧朝平　罗建敏　李艳青）

◈ 三、鼻渊

鼻渊病名，始见于《黄帝内经》。《素问·气厥论》曰："胆移热于脑，则辛頞鼻渊。鼻渊者，浊涕下不止也。"张景岳谓："鼻渊证，总由太阳督脉之火，甚者上连于脑而津津不已，故又名为脑漏。此证多因酒醴肥甘,或久用热物,或火由寒郁,以致湿热上熏,津汁溶溢而下,离经腐败。"鼻渊的发生,实证多因外邪侵袭,引起肺、脾胃、胆之病变而发病。张师认为实证多因起居不慎,冷暖失调;或过度疲劳,外邪侵袭;或情志不遂,愤怒失节;或饮食失节,过食肥甘煎炒、醇酒厚味。虚证多因久病体弱,或病后失养,或疲劳思虑过度,肺、脾脏气虚损,邪气久羁,滞留鼻窍,致病情缠绵难愈。

1. 辨证特色

(1) 辨病与辨证结合:张师临证时十分强调辨病与辨证的有机结合,认为辨病的目的在于搞清疾病的诊断,明确疾病必然出现的局部病变和由此产生的典型症状,分析致病原因、疾病性质及发展趋势,从而揭示疾病的普遍规律。而辨证是从整体出发,目的在于解释患者机体在疾病具体发展阶段的个体特殊性,反映的是疾病过程中某一阶段的主要矛盾。辨病与辨证的互相结合,就能对疾病作出全面、动态的分析,既找到疾病全过程的基本矛盾,又明确现阶段的主要矛盾,既抓整体,又兼顾局部,为治疗提供了可靠的依据,从而提高临床疗效。治疗鼻渊,张师强调辨证施治:按照中医辨证本病为脾虚痰湿滞留,根本是正虚,可因虚而罹病,或久病致虚。辨证以八纲为基础,先分表里,继辨寒热,再别虚实,认为鼻渊以里证、热证、虚实夹杂为多;结合病邪辨证和脏腑辨证,临床上以湿热痰瘀病邪致病多见,与肺、脾、肝、胆失调关系较为密切。正气偏亏,正不胜邪,邪毒留滞,肺气不宣,津液凝聚,湿热交蒸鼻窍;胆经湿热,循经上移于脑,津液熏蒸;脾胃虚弱,鼻窍失养,清阳不升,均导致本病的发生。

(2) 整体与局部结合:鼻渊在外虽表现为鼻塞、流浊涕等症状,却反映了体内阴阳、气血、脏腑、经络的病变。由于不同外邪的侵袭,致使不同脏腑虚损,产生不同的病理变化,故应根据不同病因、病机和局部症状、体征,结合全身证候,进行辨证。张师十分强调局部辨证的重要性,在辨证的过程中,注意虚实辨证,强调从发病缓急,鼻涕色、质,鼻腔黏膜颜色、肿胀程度及头痛性质等进行辨证。如起病急,多为实证、热证;起病缓,缠绵难愈多为虚证;鼻涕黄稠或带血丝多为实热证;鼻涕清稀或白黏多为虚寒证;鼻腔黏膜红肿较甚,多为实热证,若淡红肿胀,多为虚证;若鼻黏膜黯多夹瘀、肿胀、湿润,甚则息肉样变,多为湿重。对头痛的辨证:如头剧痛、锐痛、跳痛,则多为实证;头隐痛、闷痛、钝痛多为虚证。鼻渊虽是局部病症,病根却在全身;而五官有病也必然影响邻近器官或者全身,故在治疗上不能"头痛医头""脚痛医脚",务必看到整体的变化,由此及彼,由表及里,标本兼顾。

（3）重视固肺健脾,增强体质:鼻渊以大量脓涕常流为特征,又称之为"鼻窦蓄脓症",张师由此联想到鼻窦腔的脓涕聚积,实质上相当于一个个的脓肿,排脓不畅是本病久治不愈或发生并发症的重要原因,因此治疗以扶正为本,重点在固肺健脾、化湿、消痈、托毒排脓,重视健脾、增强体质是张师治鼻渊的特色之一。经过多年的临床积累,拟定了扶正益气、托毒排脓之治鼻渊的基本方"逐渊汤"。组方引用《外科正宗》消痈排脓的"透脓散"(黄芪、当归、川芎、山甲、皂角刺),以大剂生黄芪,结合《医宗金鉴》"清肝保脑丸"(藿香、猪胆汁)加减,健脾化湿,升清降浊。

（4）注重内外结合和日常保健:常常配合迎香穴按摩或穴位注射,以期活血通窍,改善鼻腔通气。建议患者坚持每天自行鼻旁按摩,认为此法不良反应很少,若能长期坚持,有预防及治疗保健的作用;不得已而需手术之时,必须注意小心保护好正常组织,尤其是儿童;慢性病患者多需长期服药,除配伍护脾胃药外,还应尽量少用药性太偏或有毒之剂。

2. 用药特色

(1) 主方与加减:验方"逐渊汤",方由生黄芪、皂角刺、川芎、藿香、陈皮、薏苡仁、鱼腥草、浙贝母、丹皮、重楼、天花粉、桔梗、生甘草等组成。方中生黄芪有"疮家圣药"之称,即有托补排脓的作用,需重用,张师一般用 30 g,体重、体虚者可加至 50 g;皂角刺拔毒祛风,引药达疮所;川芎活血行气;黄芪、皂角刺、川芎为"透脓散"之意,可益气扶正、托毒排脓。藿香、陈皮入肺、脾经,升清降浊,健脾化湿;丹皮味苦、辛,性凉,解藿香之温性,清热凉血消瘀;薏苡仁甘淡渗湿,有清肺排脓健脾之功,又能生津润燥,合皂角刺可加强消肿排脓作用而不伤正;重楼、天花粉清热解毒消痈肿;生甘草泻火解毒,调和诸药,与桔梗相配即为甘桔汤,长于祛痰利咽,兼治鼻、咽之疾,只是桔梗因其对胃有刺激作用,量不宜过大,一般以 4.5~6 g 为宜。随证加减:鼻塞重者,加辛夷、细辛、石菖蒲、路路通;分泌物清稀者,可加山茰肉、五味子;分泌物黄稠者,选瓜蒌皮、冬瓜子;黏膜水肿甚者,可选茯苓、泽泻;额部痛多加白芷、蒿本,颞部痛宜用白芍药、白蒺藜,头顶或枕部痛选蔓荆子,眼眶痛加决明子、青葙子。张师喜用参苓白术散为基础方,治疗白色黏涕常流、舌胖苔腻、大便不实的顽固鼻渊者。该方长期坚持服用而取效,或在基本病愈时作善后之用,是整体调治、扶正培本之举。

(2) 重视药性,选药精当:张师注重药味药性和归经,掌握毒性和宜忌,仔细辨证,反复推敲,分析利弊得失后才下药。如治鼻病的常用药苍耳子,其味甘、苦,性温,入肺、肝经,有散风祛湿、通窍止痛之功,但有毒,故用量不宜超过 9 g,小儿酌减,亦不宜久用,血虚痹痛、阴虚头痛者忌用。土茯苓,味甘、淡、性平,入肝、胃经,有较好的解毒除湿排脓作用,药理研究有抑制腺体分泌的作用,涕多时量可用至 30 g,但肝肾阴亏者忌用,并需嘱患者服药时忌茶。认为长期服药时,药性太偏、有毒及对胃刺激性较大的药物要谨慎应用。又如不是一见黄脓涕就用苦寒碍胃之生山栀、败酱草之类,而多用性甘寒之天花粉清热生津、消肿排脓。重楼,虽有较好的清热解毒、化痰消肿作用,但性苦寒、有小毒,不用于气虚体弱明显而无实火热毒者及孕妇,必要时,宜加适当药物以调和。张师常说,处方时还应考虑到药源、药价和病家的承受能力,尽量注意不开难以买到的药、冷僻药和昂贵药。

（3）动态观察,药随证变:张师十分强调用药宜因时因人而异,药证相符是取得疗效的前提,而这需建立在对患者仔细的动态观察分析基础上。了解患者既往用药情况,可避免重蹈覆辙,根据药后反应、邪正消长情况,随时做必要、适当的调整,如急性鼻渊初起,风邪外袭,肺失宣降,宜疏风解表、宣肺通窍,用逐渊汤合疏风解表剂加减;当治不彻底,日久外邪由表传里,郁而化热,湿热阻络,气血瘀阻,则把重点转为活血化瘀、清热利湿,适时增减相应药物。临床实践表明,用药上的灵活变通,通常达变,屡使久治不愈的顽固病例获效。

（4）过犹不及,适度为止:须知利湿过度可能伤阴,苦寒过度会伤阳,活血过度致出血,用药的剂量该重则重,应轻则轻,应收就收,该停即停。例如除湿排脓药性多温燥,治鼻渊,藿香、白芷、苍耳子等既不能不用,又不可妄用,如果药不与证相应,病重剂轻,难显效应;病轻剂重,久则易伤正气,故立方时对药性、药量、用药久暂等要全面考虑,尤其是慢性鼻渊常需长期服药,只能缓图,不可孟浪,一味攻伐,就会伤正,影响疗效,故不可不慎。张师还主张尽量选择一药能发挥数种效用的,如丹皮能凉血活血,使血热清而不妄行,血流畅而不留瘀,同时又能起到调和透脓、托补温热的作用,成为治血热、血瘀见证的鼻渊常用之药。

(5)适度手术:对于长期保守治疗无效或疗效不佳的患者可考虑手术,但强调术者在进行手术时必须慎重,应以恢复患者的鼻腔功能为目标,祛除病变组织要适度,切勿损伤正常的鼻黏膜组织。手术后,对于鼻分泌物长久不收,或鼻涕倒流等严重困扰患者的症状,服用中药仍有必要,且有较好的临床疗效。

3. 医案举例

左某,女,58岁。主诉嗅觉丧失数月,于2017年5月28日前来我科就诊。患者此前因嗅觉差、鼻脓涕,辗转就诊于全国各地,被诊为"慢性鼻窦炎",曾用抗生素、鼻用激素等多种药物治疗,疗效不佳。于2016年8月在外院行双侧功能性鼻内镜手术,4个月后因症状缓解不明显再次手术,术后嗅觉无改善,仍有鼻涕。1个月前(2017年4月)就诊于我院特需门诊,当时检查见:双筛窦开放好,术腔少许痂皮附着。给予口服泼尼松片和甲钴胺片以治疗嗅觉障碍,用药后嗅觉、鼻涕均无明显改善。患者长期被此病折磨,四处奔波到处诊治,经济上的负担除外,精神也十分痛苦,后经介绍就治于我科。刻下症见:双鼻嗅觉丧失,双侧鼻腔多量脓涕;舌红苔薄白根厚,脉细。中医诊断:鼻渊。辨证分型:正虚邪恋,湿浊困阻鼻窍。治宜益气扶正,祛湿排脓,宣肺通窍。分析其病情,乃为本虚标实证:患者乃久病,病久则正气亏虚,一方面脾肺功能失调,致湿浊困阻鼻窍;另一方面正虚则难以化湿排脓,脓液积聚鼻窍,故反复出现脓涕不止和"鼻聋"不闻香臭。遂拟定处方逐渊汤加减(鱼腥草30g,浙贝母15g,生黄芪30g,皂角刺9g,辛夷10g,前胡10g,白芷6g,干荷叶10g,生白芍12g,路路通6g,红藤12g,薄荷6g,桔梗6g,生甘草5g),14剂,每日1剂,水煎服,早晚分服。配合磺麻滴鼻液外用,每日3次,每次2滴,连续使用不超过7天。此外,嘱患者再拍摄鼻窦CT以明确诊断,判断病情严重程度。

2017年6月16日二诊,患者2天前嗅觉恢复,鼻脓涕减少。专科检查:双侧术腔黏膜水肿,鼻道见黏脓涕,较前有减;舌淡红苔薄白,脉细缓。在前方基础上,加葛根10g,14剂。滴鼻药暂停5天后继续使用。上次鼻窦CT检查结果显示:双侧筛、上颌窦炎症。2017年6月30日三诊,患者嗅觉完全恢复,鼻涕已无。检查示:双鼻腔无明显黏脓涕,黏膜稍肿。上述中药再服14剂以巩固善后;外用糠酸莫米松鼻喷剂,每日1次,连用1个月。1个月后随访,患者情况好,鼻无黏脓涕,嗅觉功能正常。

笔者按 慢性鼻窦炎病情较轻者因症状不重,多不注意;在病变加重时,常有轻重不等的鼻塞、黏脓涕,或嗅觉减退、头面部疼痛等,部分患者久病不愈还会产生抑郁、焦虑等精神症状。本例突出表现为嗅觉障碍,根据病史及症状体征和鼻窦CT检查,判断其病根仍在慢性鼻窦炎。根据中医治病求本的原则,治疗仍应着眼于慢性鼻窦炎,采取扶正、祛邪并举方针,治疗在张师"逐渊汤"基础上进行加减:因病情较重,脓涕量多,故用红藤、辛夷、前胡、白芷等以加强清热解毒、宣肺通窍排脓之功;有嗅觉障碍,加用生白芍、葛根、薄荷、干荷叶等益气升清、祛湿化浊、宣肺通窍,促进嗅觉恢复。通过本例的治疗,体会到张师经常所说,"用中医治病,就要按中医思路辨证,针对病因,是取得疗效的关键所在。"

(臧朝平 罗建敏 李艳青)

四、嗅觉障碍（失嗅，鼻聋）

嗅觉，是指对空气中化学成分气味刺激的感受能力，是人体的一种重要感觉，起着辅助识别、危险报警、增进食欲以及影响情绪等作用。人类的嗅觉在生活中具有重要作用，且与味觉整合和互相作用。嗅觉一旦出现障碍，不仅严重影响患者的生活质量，也会威胁到生命安全、损害职业能力；此外，不少嗅觉障碍患者还伴有轻至重度抑郁症。嗅觉障碍属于中医"鼻聋"的范畴，是耳鼻咽喉科的常见症状，可表现为嗅觉减退、嗅觉丧失、嗅觉过敏、嗅觉倒错和幻嗅等，有多种分类方法，按照解剖部位或性质，通常分为以下4类：传导性嗅觉障碍、感觉神经性嗅觉障碍、中枢性嗅觉障碍、混合性嗅觉障碍。造成嗅觉障碍的原因有很多，其中上呼吸道感染、头部外伤以及鼻/鼻窦疾病是引起嗅觉障碍最常见的原因，其他包括化学物质损伤、放射治疗、营养不良、手术损伤、颅内肿瘤、大气污染、精神紊乱及先天性嗅觉丧失，以及特发性嗅觉障碍（无明确已知的病因所致），阿尔茨海默病和帕金森病患者也通常伴有嗅觉障碍。流行病学调查显示，新型冠状病毒病（COVID－19）除了可表现为急性呼吸道症状以外，不少患者也可发生嗅觉障碍，甚至可成为COVID－19患者唯一的临床表现。此外，老年人随着年龄的增高，嗅觉功能也会逐步发生不同程度的减退：国外65岁以上老年人群嗅觉障碍自报患病率可高达40%，且随年龄增加而升高。

鼻聋属于耳鼻喉科难治性疾病，迄今缺乏满意的治疗手段，临床常根据病因和针对嗅觉障碍的治疗手段仅对部分患者有效。①药物治疗：迄今文献报道治疗嗅觉障碍的药物有多种，被证实有一定疗效的药物包括:全身或局部使用激素、鼻用维生素A滴剂、银杏叶提取物、微量元素锌等。②手术治疗:手术可以纠正异常的解剖结构和/或清除鼻腔阻塞性病变,伴或不伴鼻息肉的慢性鼻窦炎经手术治疗后,部分患者的嗅觉功能可得到改善,但也有部分患者术后嗅觉功能无改善甚至降低。③嗅觉训练:嗅觉训练是指患者主动、反复嗅吸各种类型的嗅剂,以提升嗅觉功能的治疗方法。嗅觉训练主要使用玫瑰、桉树、柠檬、丁香4种气味,每种气味嗅10秒左右,2种嗅剂间隔10秒;每次训练时长5分钟,每天早餐前及晚睡前各训练1次。此方法适用于各种原因导致的嗅觉障碍,推荐患者早期应用多种类、高浓度愉快嗅剂进行不低于16周的嗅觉训练。④中医药、针灸治疗:中医方法治疗嗅觉障碍由来已久,主要包括辨证使用中医药、针刺及穴位注射。

张师指导并建立了张重华全国名老中医药专家传承工作室,工作室多年来一直把中医治疗嗅觉障碍作为重点探索的课题之一,建立了感觉神经性嗅觉障碍的中西医结合治疗方案并已进行初步推广,包括如下。

(1)药物治疗:采用西药激发＋中药替代模式。具体:口服泼尼松片,每日剂量从15 mg、10 mg、5 mg递减,每5天减量1次。鼻腔内局部应用糠酸莫米松鼻喷剂,每个鼻孔2喷,每日晨起1次;地塞米松麻黄素滴鼻液,每个鼻孔1～2滴,每晚1次。患者2周后随访,对服用小剂量泼尼松能唤醒嗅觉者,泼尼松剂量再作减量调整以有序撤除(5 mg,每日3次,2天;每日2次,3天;每日1次,4天;隔日1次,5天);同时加服张师的验方"促嗅汤"逐步替代激素。"促嗅汤"是张师根据多年临床经验自拟而成,作为治疗嗅觉障碍的基本方,由黄芪、白术、生白芍、山萸肉、葛根、桑叶、路路通、干荷叶等药物组成,全方以益气升清、宣肺通窍为治则,对气虚不能升清、清窍失养导致的鼻不闻香臭效果较好。

(2)双侧迎香穴穴位注射:对服用小剂量泼尼松不能唤醒嗅觉者,常规采用维生素 B12 注射液,进行双侧迎香穴穴位注射(体质较虚弱者,可选用甲钴胺(弥可保)注射液;病程较久或外伤所致者,可用丹参注射液)。注射方法:选用 1 mL 或 2 mL 注射针筒,抽取药液 1 mL(惧怕疼痛者可加 2% 利多卡因液 0.1~0.2 mL),双侧迎香穴垂直进针,提插捻转待有酸麻沉胀得气感觉、抽吸无回血后,缓缓将药液注入穴位。双侧先后进行,每次每侧注射药液 0.5 mL,隔日注射 1 次,每周 3 次。10 次为 1 个疗程,可连续治疗 2~3 个疗程。

(3)针刺:①体针:迎香、合谷、印堂、列缺。隔日 1 次,10 次为 1 个疗程,补泻并用。②双鼻丘:对上述方法不能见效者,采用针刺双侧鼻丘。方法:先用 3% 麻黄素棉片收缩鼻腔黏膜,5分钟后以窥鼻器撑开鼻孔,在鼻腔外侧壁中鼻甲前端可看到一丘状隆起即鼻丘,以 4 寸毫针向斜上方外眼角方向进针 4 mm左右,捻转至出现酸胀感为度。对侧鼻孔操作相同,留针 20 分钟。起针时用干棉球堵塞前鼻孔,以防流血。留针 15 分钟,每5 分钟捻刺加强刺激。隔日 1 次,10 次为 1 个疗程。

(4)辅助治疗:①双迎香鼻旁按摩:先将双手掌外侧大鱼际部位搓热,后自上而下循鼻旁上迎香、中迎香至下迎香穴位,进行按摩。每次 5 分钟许,以局部皮肤温热为度。②辅助用药:可酌情应用营养神经药物,如甲钴胺或银杏叶片;外伤致病者或舌下脉曲张明显者,可加服活血化瘀药,如三七通舒胶囊;嗅觉恢复后用水针或针刺方法治疗时,不加用中药,对原来在用激素类药喷鼻或滴鼻者不停用。③嗅觉训练：可选用简单易获取的嗅素，如醋、麻油、香水、臭豆腐等，亦可使用玫瑰、桉树、柠檬、丁香4种气味，每种气味嗅5秒左右，2种嗅剂间隔10秒；每次训练时长3～5分钟，每天早、中、晚各训练1次。此法需要长期坚持，建议至少半年以上，所闻气味可由少至多逐渐增加。

张师倡导中西医结合、内外并治的方法治疗感觉神经性嗅觉障碍，取得了较好的临床疗效。2008年5月—2014年7月，张重华全国名老中医药传承工作室共收治感觉神经性嗅觉障碍患者93例，其中显效39例，有效33例，无效21例，总有效率为77%。此后进一步临床研究证实，水针迎香穴联合验方"促嗅汤"治疗感觉神经性嗅觉障碍疗效确切，有效率达63.3%，而单纯西药组只有20%。以上结果显示，张师倡导中西医结合嗅觉障碍治疗方案具有较好的研究前景，值得进一步深入研究。

（李艳青　顾思远）

◈ 五、喉白斑

喉白斑是指喉黏膜上皮细胞生长异常、过度角化或角化不全，发于声带者，称为声带白斑，可引起声音嘶哑。由于本病有较高的复发率及恶变倾向，有些可伴有鳞状上皮不典型增生，被认为是癌前期病变。张师认为对此类患者除了严密观察随访外，还应采取积极的措施预防复发及癌变，而中医药在预防喉白斑复发和癌变方面具有优势。

喉白斑属中医"喉痹"的范畴，张赞臣先生命名其为"干性喉痹"。张师认为本病多由于肺阴亏损，灼津为痰；或饮食不节，嗜食辛辣,脾胃失调,聚湿生痰;或肝气郁结,气郁生痰,气滞则血瘀;或气阴不足,咽喉失养,外邪易侵;或长期吸烟,直接刺激损伤肌膜,局部抵抗力下降,邪毒乘虚侵入所致。张师的辨治经验大致包括如下。

1. 疾病诊断

在本病的诊断过程中,张师强调以下几点。

(1) 切实按照四诊八纲辨证,通过望、闻、问、切确定病因,分清寒热虚实。①详细问诊。按《十问歌》的内容,全面搜集病史资料,不致遗漏,并可吸取别人的经验教训,少走弯路。②重视舌下脉诊。张赞臣先生根据"肝者,筋之合也,筋者,聚于阴器而脉络于舌本"(《备急千金要方》)的理论,首创"舌下经脉诊察法",从望舌下系带及两旁脉络之色泽、粗细、迂曲程度作为辨证的根据之一,丰富和发展了中医喉科的诊断方法。张师继承先师经验,认为舌下脉可反映患者体内瘀积、痰湿的程度,如舌下脉色淡而粗大伴舌下腺体肥厚者,为痰湿重;色紫而迂曲暴露者,为有瘀热。并将舌下脉作为估测邪气进退的指标,患者于病情控制后,舌脉也往往平复。

(2) 不排斥手术切除或活组织检查,做到既不轻易施行,也不疏漏延误。

(3) 及早发现有恶变倾向的患者,及早治疗。对有"声带白斑"家族史,或有全身肿瘤史,既往接受过放射治疗,以及长期连续大量吸烟者,应掌握白斑恶变倾向的指征:①经过长期中药治疗,病变范围无缩小或反而增大。②多次手术切除,术后短期内复发。活检发现细胞有间变,级别由低向高发展。③肿块表面较粗糙、不光滑,或易出血。

2. 疾病治疗

张师主张在中西医结合诊治的基础上,坚持中医药治疗为主。他认为在声带白斑的治疗过程中,早期应用中药能够有效促进白斑消退,防止白斑进展及发生癌变;在手术后及时应用中医药,则可以加速声带修复,尽快改善不适症状,减少白斑复发。

根据临床表现,声带白斑病的中医辨证主要为:气阴亏虚、痰浊凝滞,治疗应以养阴健脾、化痰去腐、消瘀散结为法。张师在其师张赞臣先生"咽喉消斑汤"基础上,结合自己多年的临床实践和用药体会,创制了治疗声带白斑的有效验方"消斑汤",于临床随症加减应用。"消斑汤"由南北沙参、生白芍、百合、天花粉、牡丹皮、生山楂、合欢皮、浙贝母、生薏苡仁、人中白(煅)、射干、桔梗、甘草等组成,其中南北沙参、生白芍为主药,养血敛阴而清肺;配以百合清肺润燥;天花粉益阴润燥脱腐,加强养阴之力;牡丹皮、合欢皮、生山楂活血化瘀散结;浙贝母化痰去腐;生薏苡仁利湿化痰,又能健脾;人中白(煅)除热降火、消瘀化腐;射干、桔梗、甘草清肺热、宣肺气、祛痰利咽。全方以养阴为主,治病之本;与清热活血化瘀之药同用,治疗痰凝而成白斑之标,标本同治,攻补兼施,才能切中病情,可谓治疗整体而愈局部。

3. 特色方药

张师在临证过程中,积极探索更多治疗声带白斑的有效、特色方药。

(1) 坚持辨证论治:对气阴亏虚者选用消斑汤,痰湿偏盛者则喜用温胆汤。如上所述,声带白斑以气阴亏虚、痰浊凝滞、痰瘀互结为主,可见舌质偏红、舌苔少或薄黄、舌下脉紫而迂曲扩张,脉细或数。治宜消斑汤加减。如患者素体脾气不足,复由情志不遂,肝失疏泄,气郁生痰,痰瘀互结,而致白斑内生,见舌淡或胖,舌苔厚腻色白或黄,舌下经脉色淡而粗大,脉滑带弦者,常采用"温胆汤"加减进行治疗,以理气化痰、疏肝利胆。

(2)特色药味:根据对声带白斑的治疗经验,选择有针对性的药物。如侧重消斑常用生山楂 30 g;防止恶变选用片姜黄 9 g;呃逆反酸则多用瓦楞子(煅)30 g;通便喜用生白术(量须大,30 g 为宜,可增加至 50 g)、全当归 30 g。

(3)方药特点:张师对声带白斑的治疗用药体现在以下几方面:①从整体调整着手。注重增强患者体质,改善全身状态,在治疗白斑的同时,并能兼治一些咽喉部合并症(如声带息肉、黏膜下囊肿、慢性咽炎等)。②身心并治。在处方用药时,常酌情加入疏肝解郁、调整情志的药味,如广郁金、佛手片、绿萼梅、合欢花、徐长卿等,从而更加有效地促进白斑消除。③兼顾脾胃。在声带白斑的治疗过程中,特别强调须时时注意保护脾胃功能。处方用药时常酌情加入山药、砂仁、党参、茯苓等益气健脾和胃,使患者能保持良好的依从性,坚持长期服药。④内外并治。根据病情需要,采取合适的外治方法(如采用中药液局部喷喉、针刺,以及穴位注射等),内外并治以加强疗效。

4. 预防、调理善后

张师指出:中医治病强调防重于治,在声带白斑的诊治过程中,同样应贯彻预防在先,以治未病。①指导患者掌握防止声带白斑发生、复发的摄生方法。首先,基于对本病发病原因的认识,要求患者避免过度用声,避免体力过度消耗及房劳,患湿热病有伤阴征象者需及时适当调补等;其次,要教育患者正确看待白斑,去除恐癌心理,保持心情愉快,出现声嘶症状及早就医。生活中务必做到戒烟,少吃烈性酒和辛辣刺激较强的食物及冷饮。②做好已治愈患者的善后处理。如平时可用西洋参、枫斗隔水蒸过后冲泡代茶,取其有益气养阴、润肺益胃之用;适当于冬令服食膏方,但方不宜纯用滋腻厚味,需配合健脾、化痰、消导药,做到补中有泻;在白斑消退后,患者仍需坚持定期随访,尤其是病理报告显示细胞存在不同程度间变者,若有声嘶复发、咽喉部不适时,切不可疏忽大意,应及早到耳鼻喉专科医师处做进一步检查。

(李艳青　藏朝平)

◈ 六、喉源性咳嗽

喉源性咳嗽一词最早由南京中医药大学干祖望教授在1989年提出。其主要临床表现是喉间作痒则咳,不痒不咳,无痰或少痰,甚则咳引胸痛。喉源性咳嗽在临床上屡见不鲜,病程数月甚至经久不愈,西药治疗难以奏效。张师在长期的临床工作中,积累了丰富的诊疗经验,大致包括以下几个方面。

1. 抓住疾病特点

张师认为,喉源性咳嗽是诸多咳嗽中的一种特殊症状,其咳点在声门以上,不论新久干咳,都以喉头奇痒作先驱。正如《医学三字经·咳嗽》曰:"肺为脏腑之华盖,呼之则虚,吸之则满,只受得本然之正气,受不得外来之客气,客气干之则呛而咳矣;亦只受得脏腑之清气,受不得脏腑之病气,病气干之亦呛而咳矣。"由此可见,该病的成因与外来之邪入侵和内脏功能失调有关。喉源性咳嗽的主要病机,乃风、火、燥等外邪侵袭,致肺气失宣;或肺肾阴虚、津液亏损、咽喉失于濡养。正如干祖望老先生所指出的,"凡一切慢性咽炎,主症就是咽部干燥。其所以干燥,系由于液不养咽,津不濡喉"。《黄帝内经》曰:"诸痛疮痒,皆属于火",干生燥,燥生火,火生痒,是以津枯作痒而酿成本病。

2. 针对病因辨证施治

张师认为本病的施治应以脏腑辨证为主,采用对因治疗方法,以疏风宣肺、养阴利咽为基本治则。

(1)疏风散邪,宣肺止咳:咽喉为肺胃之门户,若风寒之邪上犯咽喉,以致肺气失宣,咽喉干痒作咳;又或风寒之邪侵入人体,若治疗不及时或治疗不当,过早运用固涩之剂,则余邪未清,肺气失于宣肃,咽喉不利,则喉痒干咳不已或有少量痰液。治疗当以祛风散邪为主,方用止嗽散加减。若痰色白者,加苏子、杏仁;喉痒咳嗽剧烈,咽腔黏膜充血明显、有化热迹象者,可加芦根、射干、天竺黄、僵蚕、薄荷等。

(2)养阴润肺,利咽止咳:喉属肺系,有赖肺阴之濡养。若肺阴不足,则咽喉失养;或阴虚内热,虚火上炎,循经上冲咽喉而作痒干咳,甚则咳引胸痛。可见咽部黏膜干燥,黏痰难咯或痰中带血。治疗当以养阴润肺为主,用养阴利咽汤加减。若口燥咽干,夜卧尤甚,饮水不解者,可用麦味地黄丸加减;若咽部干痛,黏膜慢性充血,舌偏红,脉细者,可酌情选用玄参、丹皮、白茅根、生地等。

(3)疏肝理气:肺主气,肝为风木之脏。若肝气郁结、气郁化火、肝气犯肺则肺气上逆而咳。治疗重在疏肝理气,用逍遥散加减。如肝火亢盛、木火刑金,见烦躁易怒,舌红、脉弦者,加丹皮、栀子,即丹栀逍遥散以清肝泄热;如兼有咽干喜饮,心烦失眠,舌尖红、脉细弦者,可加生地、竹叶、灯芯草等寓导赤散之意。

(4)活血化瘀:咳嗽屡治不愈,久病入络,则瘀血阻滞,津不上承,致咽喉干燥作痒而咳。检查可见咽喉黏膜慢性充血,呈暗红色或显干燥,咽后壁淋巴滤泡增生,喉底血管扩张,舌质紫黯或舌下脉迂曲,脉细涩等一派脉络瘀阻之象。治疗以活血化瘀为法,方用血府逐瘀汤或桃红四物汤加减。

(5)益气健脾,祛湿化痰:《素问·经脉别论》曰:"饮入于胃,游溢精气,上输于脾,脾气散精,上归于肺,通调水道,下输膀胱。水精四布,五经并行。"若脾气虚则体内水液代谢失常,聚湿生痰;痰湿内停,肺失宣肃而咳逆不适,方用温胆汤加减。

(6)益气固表,敛肺止咳:适用于禀质特异(敏感体质),异气刺激咽喉引动肺气上逆,咽喉作痒干咳,咳甚恶心呕吐者。患者可有多量清水涕,怕冷,易汗,舌淡胖等,治疗以益气扶正、固表敛肺,验方"扶正止鼽汤"加减。

3.发挥特色药物作用

(1)重用理气活血:张师认为喉源性咳嗽一症,每咳则剧,往往病程日久,久病入络,易致气血运行不畅而见血瘀征象。《医学三字经·咳嗽》曰:"然肺为气之主,诸气上逆于肺,则呛而咳。是咳嗽不止于肺而亦不离于肺也。"清代名医王孟英说:"肺既不主清肃,一身之气皆滞也",故治疗之要在于疏通气机,宣展肺气。如是肺气得宣,血脉通利,则病可已。故在治疗此症时,重视理气活血治法及相应药物的运用。

(2)特色药味

1)仙鹤草:又名脱力草,味苦性平,入肺、肝、脾经,《百草镜》言其"下气活血,理百病"。用于治疗咳嗽,在历代本草书上鲜有记载,然而该药能扶正补虚,扶正则有助祛邪;又能收敛固涩,收涩则有助镇咳,因此对于正虚不能胜邪、余邪未尽,或久咳伤正、肺脾肾气虚者,具有去除病根而咳止的作用。张师多年临床实践证实,该药配伍前胡、紫菀、瓜蒌实、黄芩、百部等,治疗咳嗽效果显著。此外,张师认为仙鹤草治疗喉源性咳嗽用量宜大,一般30g；若为夜间痉挛性咳嗽，可加大用量至50g。

2) 蝉衣：性味甘寒，入肺、肝二经，具有疏散风邪、止痒、脱敏的作用。因喉源性咳嗽有喉痒顿咳、痉咳的特点，中医认为乃风邪外袭，余邪未清，或肝气乘肺，肺失宣肃，肺气上逆所致，故使用蝉衣既能祛风止痒，又能宣肺平肝而止咳。现代药理学研究也证实，蝉衣有抗过敏和增强机体免疫力的作用。因此对于喉源性咳嗽，无论余邪未清还是肝木犯肺，都可应用。

3) 化橘红：即化州毛橘红，有"一片值一金"的美称。其气芳香，味苦微辛，归肺、脾经。能理气化痰止咳，《本草纲目》记载："橘红佳品，其瓤内有红白之分，利气、化痰、止咳功倍于它药……其功效愈陈愈良"，常用于治疗各种咳嗽气逆，喉痒痰多，止咳作用明显。久咳者须坚持服用并逐渐适应方可起效。因其性温，用量不可过大，一般9g左右。若有阴虚肺燥津亏见证者，宜加重沙参之类以防过燥伤阴。

（李艳青　臧朝平　马胜民）

◇ 七、耳鼻喉科情志性疾病

情志性疾病在中医属"郁证"的范畴，在耳鼻喉科其发病率有上升趋势。常见疾病，如鼻后滴漏综合征、鼻槁、咽异感症、耳鸣、耳聋等，应引起专科医生的重视。张师对该病的中医诊疗经验包括以下几个方面。

1. 重视经典，推崇《黄帝内经》

张师认为《黄帝内经》奠定了中医治疗情志性疾病的理论基础，在中医生理、病因病机、临床诊断、治疗及预防等方面具有丰富的内容，至今仍具有较高的实用价值和指导意义。

（1）理论原则方面：《素问·上古天真论》提出"形神合一"的生命观，"故能形与神俱，而尽终其天年"；强调"心者，君主之官，神明出焉"。说明五脏与情志的关系，如《素问·宣明五气》："五脏所藏，心藏神，肺藏魄，肝藏魂，脾藏意，肾藏志，是谓五脏所藏。"

（2）病因、病机方面：指出五志、七情失常影响脏腑气机，导致气血功能紊乱而致病，如《素问·举痛论》曰："百病生于气也。怒则气上，喜则气缓，悲则气消，恐则气下……惊则气乱……思则气结。"另一方面，躯体疾病也可导致情志异常，如《素问·宣明五气》曰："五精所并，精气并于心则喜，并于肺则悲，并于肝则忧，并于脾则畏，并于肾则恐，是谓五并，虚而相并者也"；《灵枢·本神》曰："脉舍神，心气虚则悲，实则笑不休"。《黄帝内经》已明确提出不良社会因素会对人心理和健康产生不良影响的结论，如《素问·疏五过论》曰："故贵脱势，虽不中邪，精神内伤，身必败亡。"另外，指出不同体质类型的人，其气血生理和疾病易患情况也是不相同的。如《灵枢·通天》曰："盖有太阴之人，少阴之人，太阳之人，少阳之人，阴阳和平之人。凡五人者，其态不同，其筋骨气血各不等。"

（3）诊断方面：强调诊断时不要忽视影响疾病表现的心理因素，以免造成误诊、漏诊。《素问·疏五过论》中指出的 5 种诊断过失中，有 4 种出于心理诊断的失误；《素问·汤液醪醴论》指出："精神不进，志意不治，故病不可愈。"

（4）治疗方面：提出诸多心理疗法，如"悲胜怒……恐胜喜……怒胜思……喜胜忧……思胜恐"的情志制约法，《灵枢·师传》中的开导法，《素问·调经论》中的暗示法，以及"治诸胜复……各安其气，必清必静，则病气衰去，归其所宗，此治之大体也"之情志安神法、祝由法、转移注意法等。在立方上,《黄帝内经》13方中治疗情志病的专方有2张,一张是治卫气不得入阴导致的失眠方"半夏秫米汤"(《灵枢·邪客》),另一张是治疗因郁怒发狂的"生铁落饮",一直为后代医家所沿用。

(5)预防方面:强调通过养生,调神而养心,如《素问·上古天真论》曰:"恬淡虚无,真气从之,精神内守,病安从来?"

2. 耳鼻喉科常见的情志性疾病

(1)医生对情志病认识的不足:"医病先医医",提高医生对耳鼻喉科疾病情志损伤的职业敏感性。

(2)鼻衄:可由不良情志反应诱发,且会影响止血及再出血。因肝胆郁热,损伤心肾之阴或邪热郁于阳明不得发越可致"郁热衄血"。心理疏导可以有效防治鼻衄。

(3)鼻槁:多见于下鼻甲去除过多引起鼻腔宽大、通气过度而继发的萎缩性鼻炎患者,常出现抑郁、烦躁、头痛、失眠等多种情志失调症状。

(4)鼻漏:鼻后滴漏综合征是指因鼻腔和鼻窦的变态反应或非变态反应引起慢性炎症,炎症部位的分泌物经鼻腔向后倒流,进入口咽部位,长期刺激引起以慢性咳嗽和咽异物感,以及咽部黏痰附着感等相应症状为主要特点的临床症候,常伴情志障碍。

(5)梅核气:因情志不畅,肝气郁结,循经上逆,结于咽喉或乘脾犯胃,运化失司,津液不得输布,凝结成痰,痰气结于咽喉引起。主要表现为咽部异常感,如黏痰感、蚁行感、灼热感、梗阻感、异物感等。

(6)暴喑:常因较强精神刺激诱发,起病急,暗示疗法配合语言疏导常会取得戏剧性效果,与个体心理类型相关。

（7）耳鸣、耳聋：重度耳鸣可导致烦躁不安、焦虑，甚至产生自杀念头。重度耳聋会造成患者的孤独心理和自闭行为。

（8）眩晕：过度精神紧张可致眩晕发生及频繁发作，心理负担重的患者不易治愈。

（9）痛症：咽痛、耳痛、鼻根部或鼻内疼痛、持续性钝痛或发作性剧痛，可放射，症状出现或加剧与精神状态有关。

（10）岩瘤：强烈或持久的精神损害会降低机体免疫力而促使肿瘤的发生或转移、复发。中医学认为是"神不使"所致。《黄帝内经》曰："嗜欲无穷，而忧患不止，精气弛坏，营泣卫除，故神去之而病不愈也。"故治宜调神解郁，调畅气机。舒畅情志、保精御神、气血养神是肿瘤患者摄生的重要方法。

3. 建立耳鼻喉科情志疾病的综合治疗模式

张师在长期的临床实践中，针对耳鼻喉科情志性疾病的发病特点，建立了"辨证论治-心理疏导-对症治疗-外治法"的综合治疗模式。其中，"定脏腑，辨虚实"是中医辨证的重要方面，是首要的临诊工作。因五脏六腑生郁者，一般均存在气血虚损；病邪则以瘀血、痰浊、火热为多见，临床辨证多属气血亏虚、气滞血瘀，或火热痰凝之本虚标实证。根据辨证结果，酌情采取补益气血、化痰祛瘀、降逆泻火、理气解郁等治法。

张师在诊治耳鼻喉科情志性疾病的过程中，非常重视身、心并治，尤其是心理疏导。这与《黄帝内经》"形神合一"及"身心医学"的理论相一致，对提高疗效有极大帮助，但常为医生或病家所忽视。他在采取有效药物及治疗措施以缓解患者躯体症状的同时，耐心倾听患者的主诉，并给予适当、有针对性的指导，以解除或减轻患者的不良情绪及心理负担。张师认为，在当前医疗环境下，适度的心理疏导也是建立和谐医患关系非常重要的一环。

在上述疗法基础上,再根据患者的伴随症状,采取相应对症治疗的同时,辅以合适的中医外治,如局部外用药物、按摩、针灸、穴位注射、贴敷、推拿、气功、导引等,用之得法,见效迅速。内外并治且有助克服内服药物的不足之处,有增强疗效的好处。

此外,张师认为,在耳鼻喉科情志疾病的诊治过程中,应注意以下几个方面。

(1)实施诊疗前需先详细了解患者发病的心理相关因素及诱因、其与躯体疾病的关系,既往接受的治疗方法及效果,据此制定治疗方案。

(2)诊断要慎重。不能一概归入"神经官能症""更年期综合征"等,也要警惕症状不明显的"隐匿型抑郁症",以免漏诊、误诊。

(3)重视接待患者时的言行及细节,应把这些当作整个医治过程的重要组成部分。语音疏导做到个体化、有针对性,充分尊重患者的人格,以充满同情、理解、诚恳、关心的态度,耐心倾听患者主诉并做出解释。忌厌烦、冷漠和言语训斥,从而使患者产生对医生的信任感,增强治疗信心,提高依从性及疗效。

(4)告知患者避免精神刺激和过度劳累,做到生活规律,配合食疗及适度运动等摄生方法。

(5)要学会在坚持辨证治疗原则的前提下,善于"守方"或"变方",以处理复杂的临床情况。

4. 常用方药

张师认为,采用中医中药治疗耳鼻喉科情志性疾病,是传统医学的特色与优势,应根据不同情况辨证选用。如证属痰湿结聚者,予二陈汤加减;痰热偏盛者,予温胆汤加减;肝郁脾虚者,予逍遥散或柴胡疏肝散加减;气滞血瘀者,予血府逐瘀汤或桃红四物汤加减;心肝血虚、虚烦不眠者,予酸枣仁汤加减;心脾两虚、心神惑乱者,予归脾汤或甘麦大枣汤加减;气血亏虚者,予补中益气汤加减;阴液亏损者,予增液汤或养阴利咽汤加减;脾胃虚弱者,予四君子汤加减,等等。

在辨证论治的基础上,常选用一些疏肝理气解郁药物,如柴胡、香附、广郁金、远志、徐长卿、佛手、百合、合欢花(皮)、绿萼梅、玫瑰花、白菊花、茉莉花、八月札、淮小麦、生白芍、大枣、酸枣仁等。同时,张师十分注意理气药多有过于香燥、久用伤阴之虞,强调不能只顾疏肝,应辨证选用,及时更换。临床喜用性味平和之品,如对于阴虚患者,多以佛手代替陈皮。

张师指出,应充分发挥中医药在耳鼻喉科情志性疾病治疗中的作用。目前治疗此类病症的西药大多属于精神类药品,或抗焦虑或抗抑郁,长期服用不仅费用较高,且不良反应较多,疗效也欠满意。而中医药治疗情志性疾病历史悠久,从《黄帝内经》《金匮要略》以来,已完善了丰富的治疗情志病症的理论和积累了许多有效方药。通过具有中医特色的内服、外治及精神治疗等多种方法整体调治,不少原发病症及宿疾常常得以缓解或治愈,不仅弥补了西药治疗的不足之处,同时能够明显增强患者体质,提高生活质量。因此,值得进一步重视和大力提倡。

(臧朝平 罗建敏 李艳青)

◈ 八、鼻后滴漏综合征

鼻后滴漏综合征,属于中医"鼻漏"的范畴,以分泌物时时倒流入咽、刺激咽喉不适为主要症状,包括鼻痒、喷嚏、咽痒、咳嗽、咽部有痰液或异物感、咳吐不爽、频繁清嗓等不适;此外,诸种不适可引发患者不同程度的焦虑、抑郁等心理问题。目前,鼻漏仍属于耳鼻喉科难治性疾病之一,治疗较为棘手。

鼻漏根据原因不同、分泌物性质不同,主要分为以下几种。①水样鼻漏:分泌物稀薄,透明如清水样,多见于急性鼻炎早期和变应性鼻炎发作期;②黏液性鼻漏:分泌物在水样鼻漏的基础上黏性增加,常见于慢性鼻炎;③黏脓性鼻漏:分泌物黏稠,脱落的黏膜上皮细胞及浸润的多形核细胞粒为其主要成分,常见于急性鼻炎的恢复期、慢性鼻炎及鼻窦炎等;④脓性鼻漏:分泌物为脓性,常见于较重的鼻窦炎;⑤血性鼻漏:分泌物中带有血液,常见于鼻及鼻窦炎症、外伤、异物、结石、肿瘤等。

对于该病,张师常常耐心询问病史、详细检查后找出病因进行针对性治疗。对于病因明确、治疗效果不佳的鼻漏患者,采用肺肝脾同调之法常能取得意想不到的效果。张师认为,鼻漏病位主要在鼻和鼻咽部(颃颡),分泌物无论稀薄还是稠厚,其不按常道循性,属于津液代谢失常。肺主宣发肃降、脾主运化水湿、肝主疏泄、肾主水。津液代谢要通过肺、脾、肾、肝、三焦、膀胱等脏腑的协同作用才能完成。在正常生理情况下,津液的代谢是通过胃的摄入,脾的运化和传输,肺的宣发和肃降,肾的蒸腾气化,以三焦为通道,而输送到全身的。经过代谢后的津液,则化为汗液、尿液和气排出体外。在病理情况下,肺、脾、肝、肾功能失常,导致气机升降失司,津液代谢通路受阻,化为败津腐液潴留鼻咽部。根据此病机,益肺健脾、疏肝、温肾固涩为首选之法。具体方法如下。

1. 从肺论治——益气固表,祛风散邪

对于平素极易感冒,每因气候变化而诱发,分泌物多清稀、

呈水样的鼻漏,证属气虚不固。治宜益气固表,祛风散邪。常用方剂玉屏风散化裁,常用药物如炙黄芪、生白术、防风、炒荆芥、蝉蜕、丹皮、生甘草等。

2. 从脾论治——益气健脾,燥湿化痰,清热通窍

对于平素肠胃消化功能差,大便不实,舌苔厚腻,咳痰稀薄量多,分泌物黏稠的鼻漏,治宜益气健脾、燥湿化痰。常用参苓白术散加减,如太子参、山药、茯苓、陈皮、半夏、浙贝母、化橘红、大枣等。对于鼻窦炎反复发作、分泌物黄黏呈黏脓性的鼻漏,治宜清热利湿、化痰通窍。常用验方逐渊汤加减,如红藤、败酱草、野菊花、鱼腥草、皂角刺、竹茹、淡竹叶、藿香、冬瓜仁、桑白皮等。

3. 从肾论治——温肾固涩,散寒除涕

对于鼻涕清稀、量大、来不及吞咽从口吐出,畏寒,分泌物呈水样的鼻漏或脑脊液鼻漏,治宜温肾固涩、散寒除涕。常用缩尿丸加减,如乌药、益智仁、淫羊藿、山茱萸、补骨脂、芡实等。

4. 从肝论治——疏肝解郁,通调气血

对于久病不愈,或反复发作的患者,心理上和身体上都存在气滞血瘀的状况,或分泌物呈血性鼻漏的患者,应疏肝解郁、通调气血。常用药物如夏枯草、白蒺藜、柴胡、僵蚕、香附等,或通气散和血府逐瘀汤之类。情志不遂,肝气郁结,木不疏土,脾失健运,肺脾气滞,血瘀痰凝而成瘤,用柴胡疏肝理气合用夏枯草、僵蚕加强化痰散结、软坚消肿。肝藏血,又主疏泄,气机调畅,气行则血行,若肝失疏泄,气血失和,气滞血瘀,则孔窍受阻,导致鼻咽部分泌物多,吞咽不能及时排除。治宜疏肝行气,活血通窍。如通气散合通窍活血汤,也可用血府逐瘀汤,既可理气,又能活血,气血通调,则诸证自愈。

(马胜民)

第四章

医　　话

◈ 一、锲而不舍　精勤不倦——记张重华教授的治学精神

张重华,毕业于上海第一医学院医疗系,现任复旦大学附属眼耳鼻喉科医院耳鼻喉科教授、博士生导师、中医主任医师。长期从事中医、中西医结合的耳鼻喉科临床工作,师承喉科老前辈张赞臣先生,1997 年被卫生部、国家中医药管理局批准成为全国500 名老中医之一。几年来我们跟师随诊,张师锲而不舍的学习态度和精勤不倦的治学精神,使我们受益匪浅,现总结如下。

1. 热爱中医,锲而不舍

张师出身于医学世家,其祖父张爱白为绍兴名医。他自幼耳濡目染,深知医学之神圣,遂求学于西医水平一流的高等学府,毕业后长期从事耳鼻喉科医、教、研工作。在临床实践中,张师深感许多常见病缺乏满意疗法,需发掘中医药宝库,提高临床疗效。在完成繁忙诊务的同时,下决心钻研中医学。1973 年,主动要求参加上海中医学院第五届西学中班学习。结业后,仍深感不足;1979 年又考入上海中医学院师训班,师从凌耀星教授学习中医经典;1978 年师从全国著名耳鼻喉科中医专家张赞

臣教授临诊,10余年不辍。经过多年刻苦学习,为深入领会和发扬中医学术特色打下了扎实的基础。

张师把发展中医事业作为己任,早在1980年就在报刊上发表《谈谈对中医现代化的一些想法》,提出"要发展中医必须实现中医现代化"和"发展中医是搞好中西医结合的基础"等观点,引起中医界的较大反响,他的见解得到许多著名老中医老专家的赞同和支持;他在日本留学期间,对日本的汉方医学又做了专题调查研究,深有感触,回国后发表了《中医应如何应付日本的挑战》的长篇专论,为振兴中医药出谋划策。

"深深地热爱它,真诚地相信它,坚持不懈地钻研它,是学好中医的前提",这是张师的切身感受和谆谆告诫。

2. 虚心求教,博采众长

张师常说:中医博大精深,并不比西医容易掌握,中医经典著作是几千年实践经验积累的总结,志学者宜先从中医基本理论知识入手,再钻研经典著作,穷本探源后,慢慢就会豁然开朗、触类旁通。只有厚积才能薄发,他反复研读《黄帝内经》等经典医籍,并参阅各家集注,做了大量笔记,进行综合整理分析,把与本专业相关的内容,分门别类,精心整理,刻苦钻研,先后发表了"《黄帝内经》有关耳鼻喉科内容初探""《金匮要略》在耳鼻喉科的应用""中药服药应多样化"(总结《伤寒论》之服药法),充分体现了张师学习中医之踏实与勤奋。

张师十分崇尚张仲景的"勤求古训、博采众长",认为学不分中西、古今和内外科,所以除了学习研究中医喉科、内科、外科外,还对针灸、推拿、经络、气功都学而不倦,并利用参加云南、西藏医疗队的机会,搜集少数民族医学资料。他曾到藏医院虚心跟老藏医学习诊疗。恰遇自己生病,于是亲自服用藏药治疗,以验证其效,后来还发表了《对发展藏医的几点建议》等文章。对于古籍中许多医案医话、医论、笔记等,他广泛阅览,汲取精华。除了四大经典,有关喉科专著更是细心精读。张师治学,注重博采众长,善于汲取他人的经验绝技和"看家本领",他说拜师求学一定要持有诚心、虚心和恭敬之心,对导师、先贤的良好医德,以及精湛医术,除了全面继承,还须发扬光大。他先后求教于黄文东、顾伯华、钱伯文等中医各科名家,还亲自走访上海及邻省的喉科名家,如顾振达、龚一飞等,以真诚好学之心,得到老前辈的喉科专业之真谛,在自己增长才干的同时,也促进了上海中医喉科学术的发展。

3. 基础扎实,道贯文哲

张师把学习医古文视作中医入门的首要基础。先后 3 次脱产学习医古文,对每一字、每一词、每一标点,必仔细推敲,案头仅相关工具书就备有近 30 部。他认为,要做一名优秀中医师,对文学、历史、哲学及天文、地理的知识也应有相当的了解。中医学整个理论体系中,包含着丰富的朴素唯物论和辩证法思想,学好辩证法,有助于提高临证思维能力;还须深入了解在不同历史时期、不同社会背景下,疾病发生和流行的特点,同时也对当时的风俗习惯、避讳等信息做到了然于心,以求准确地阅读理解文献资料并验之于临床。按照中医人与自然相应的整体现,张师在鼻出血的诊疗过程中,注意探索鼻出血与日食、月食、九星相会等天文现象以及季节的关系,并提出相应的预防措施以"治未病",获得较好疗效。他还努力学习《自然辩证法》,认为以科学的哲学指导临床实践,能让医生开阔思路,全面辩证地分析病情,解决疑难重证。如治疗上运用反向思维,透过现象抓本质等方法,大大提高了疗效,并发表了《学习辩证法札记》《五官与整体》等论文,强调以辩证思想指导中医临床实践。

4. 重视实践,贵在创新

张师认为要当好一个医生,更重要的是全身心地投入临床,否则终是纸上功夫。医生高超诊疗技术的造就,临床经验的积累必定来自临床实践。而从书本上或从老师那里学到的经验,也要经过自己的实践去验证,结合亲身体会,才能为患者提供最好的服务以回报社会。他是这样说的也是这样做的。虽然兼任不少行政和社会工作,但认为自己基本的立足点就是一名治病救人的医生。因此,他总是尽量挤出时间参加门诊工作,当遇到疑难病例需他手术的,张师会想方设法安排出时间满足患者的要求。

张师在整理、继承张赞臣教授经验(图 4-1)的基础上,经

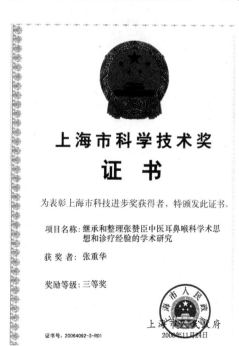

图 4-1 "继承和整理张赞臣中医耳鼻喉科学术思想和诊疗经验的学术研究",获上海市科学技术奖三等奖

过多年的不懈努力,创立了具有自己特色的治疗鼻衄、鼻炎、鼻窦炎的综合疗法和系列验方,明显提高了疗效,减轻了患者痛苦。如总结治疗鼻出血危重、疑难患者 401 例,均得到有效止血,无 1 例死亡的结果,获得上海市科学技术进步奖三等奖(图4-2);治疗慢性鼻窦炎、鼻息肉的复发率从 40% 降到 15%,他还在发扬中医活血止血传统理论的基础上,揭示活血化瘀药可能是以提高凝血酶活性和减慢红细胞沉降率来实现止血的初步机制。他作为第一设计人,改进鼻衄外用气囊等,取得了 2 项国家发明专利,并已用于临床。

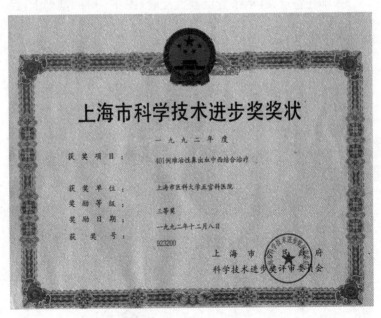

图 4-2 "401 例难治性鼻出血中西结合治疗",获上海市科学技术进步奖三等奖

(臧朝平)

◆ 二、我院鼻科发展的回顾与展望

1. 我院鼻科发展的概况

从耳鼻喉科专业来看,在 20 世纪 90 年代以前,鼻科与耳科、咽喉科、头颈肿瘤以及颌面外科等分科相比,较少受到重视,发展也较为滞后,这一现象在国内尤为明显。我院的鼻科从 1952 年建院起,分散在 2 个主要业务科室(眼科、耳鼻喉科)中,耳鼻喉科仅分耳科组、咽喉科组及普通耳鼻喉科(其中包括鼻病)等几组,鼻科既无建制,也无专门的医生和病床;直到 1994 年科里同意在四病房划出 4 张床位作中西医结合鼻病治疗专用,有 3 名相对固定的医生;1996 年床位数增加到 8 张,正式有了中西医结合鼻科组的名称;1997 年挂牌成立上海市中西医结合鼻病治疗中心,同年建立中西医结合鼻病实验室;1998 年建立鼻科病房,开展以鼻内镜外科手术为主的鼻病综合治疗工作;2003 年医院决定眼、耳鼻喉科分别建立三级学科,作为三级学科之一的鼻科,床位数逐步增加至 40 余张,固定医生也有所增加,并由二级学科统一安排科间轮转。随着专科技术设备的发展,业务量的扩大,手术领域的不断拓宽和难度的增加,鼻科的医疗水平和工作量有了较大的提高,至今每年手术 4 000 余台。经历了一个从无到有、从小到较大、由大到强逐步发展与提高的过程。大家对鼻科的认识和态度也有所转变,大科的其他医生也随之从不太愿意来鼻科轮转而转变为乐意参与鼻科工作了。

2. 对我院鼻科发展历程的回顾与分析

(1) 鼻科发展滞后的原因:鼻腔、鼻窦位于腔洞内,地方狭小、结构复杂,周边与眼眶、颅内的重要结构相邻,在鼻内镜普及

应用之前,经前鼻孔做手术,常因视野欠佳,照光不良,深部手术带有一定盲目性,止血困难,且较易发生严重并发症,而鼻外科进路手术存在毁容的弊端,患者不太愿意接受;另一方面,鼻科疾病,如鼻炎、鼻窦炎、鼻息肉、鼻变态反应及鼻出血等大多数为常见病、多发病,一般不难处理,也较少危及生命,容易被轻视。有些医生觉得一天到晚给患者鼻子滴滴药、开开鼻息肉没意思;患者长期患病,反复发作而习以为常,能拖就拖,容易错过早期诊治的机会,而实际上这类鼻病往往容易复发,要做到根治并不是一件轻而易举的事情。对鼻部生理功能有些方面的基础研究很难深入,检查的器械与方法还不能很好地满足临床需求,如迄今对嗅觉发生机制还未能很好阐明;由于量化指标的确定困难,目前国内外还缺少统一、简便、精确、满意的嗅觉功能的主、客观检查方法,要达到普及更为困难。上述情况是造成鼻科发展滞后的主要原因。

(2)促进我院鼻科较快发展的因素:从20世纪90年代中后期开始,我院鼻科有了较快的发展,主要因素有以下几点。

1)客观条件:国家改革开放,鼓励科技创新,耳鼻喉科具有耳鼻咽喉头颈外科发展的大环境,以及全国各地(包括上海)慕名来我院就治的大量鼻病患者(其中多数是久治不愈的疑难病例)。

2)领导支持:得到院部及大科领导的重视及人力、物力的大力支持。

3)新的鼻科先进技术设备的出现与及时引进:其中,鼻内镜外科技术的普及应用对本科疾病诊治的促进是革命性的,如鼻后部顽固性鼻出血的治疗,鼻内镜下确定出血点,并采用射频、激光或双极电凝烧灼治疗,基本上可代替传统的鼻腔或前后鼻孔填塞等方法,大大减轻了患者的痛苦、明显提高了治疗率;在一些涉及危险部位的高难度手术应用方面,手术导航仪对提高手术准确性、避免严重并发症发挥了很大的作用。

4) 三级学科的建立:使鼻科在建制、人员和床位等方面的发展得到了保证。

5) 人的因素:任何事业的发展,都要靠人去实现。整个团队的人员素质起着主要的作用,尤其是科室带头人和业务骨干的作用不容忽视。鼻科前任主任郑春泉教授和现任主任王德辉教授都能以身作则,业务上不辞辛劳、刻苦钻研、知难而上;工作上谦虚谨慎、相互支持、顾全大局,努力发展自己的业务特色,为医院争光,先后获得国家级、部级及市级的研究课题,提高了我院鼻科在国内外的学术地位。在他们的带动下,鼻科全体同仁形成团结协作的氛围,共同努力,促进了鼻科的快速发展。又如:臧朝平发挥自己的中医特长,建立中医药治疗耳鼻喉科肿瘤的特色门诊,以其良好的疗效和服务态度,得到患者及其家属的赞扬;余洪猛在支边中为云南开远市人民医院耳鼻喉科培养了人才,并帮助他们建立起以鼻内镜手术为重点的特色治疗科室,2004 年荣获全国优秀青年志愿者称号,扩大了我院的影响,等等。

(3) 我院鼻科具有的特色与优势:我院鼻科在发展中逐步显现自己的特色和优势,主要表现如下。

1) 我院是全国唯一的三级甲等眼耳鼻喉科专科医院,依靠几十年来在前辈专家、领导、全体员工长期努力创下的声誉,使国内外各地许多鼻病患者慕名前来。近一二十年随着网络的发展,更促使我院的声名远播;同时因鼻科病中常见病、多发病所占比例较大,大量前来就诊的患者给医护人员积累了更多临床实践经验,促进了我院以鼻科为特色的三甲专科医院的建设。

2)正因为鼻科先前的发展较为滞后,有待解决的问题较多,故以后发展、深入发掘的余地也较大。

3)鼻部范围小,多数手术规模不大,手术成本相对较低,住院周转率较快。

4)通过建立中西医、内外治及身心并治三方面结合的综合治疗方法,形成专病治疗特色,为探索本科疑难病、顽固难治病的治疗拓宽新的途径。

3. 我院鼻科临床今后发展的方向

回顾过去,展望未来,我院鼻科今后还有发展空间和良好的前景,现对本院鼻科的发展提出如下设想。

(1)重视与加强鼻科临床的基础研究,及时吸收国内外鼻科发展新动向,引进最先进技术与设备,夯实发展基础,争取学科的可持续发展。

(2)努力提高本科的临床诊疗水平

1)进一步提高基础工作的质量。在以前工作的基础上,以本科常见病、多发病中复发率高、根治困难、治疗效果差的病种为重点,如顽固性鼻炎、鼻窦炎、鼻出血、变应性鼻炎、嗅觉障碍、难治性鼻部肿瘤等。做到"人有我精",进一步提高诊疗水平。

2)继续执行多学科协作方针,扩大鼻科手术范围,勇于创新,向高难度颅底区等手术进军,保持与发扬专科特色,继续扩大原有优势,争取做到"人无我有"。

3)建立鼻部临床解剖和鼻内镜基本操作培训室。

4)改革创新。鼓励进行鼻科器械的改进和创新,积极引进新技术,加强对外技术信息的吸收与交流。

5)加强、发展鼻病的中医及中西医结合临床,按计划要求建设好上海市及院级名中医工作室。设立中医及中西医结合鼻科门诊及病房。

6）做好鼻科临床研究成果的转化，申请专利，保护自主知识产权；总结并推广有创新性的鼻科可行性临床技术成果。

7）加强临床经验总结，著书立说。

8）抓住扩建浦江分院的机遇和市场对鼻科的巨大需求。现要求鼻病住院手术登记病例已超过 2 000 人，通过院部统筹计划，合理扩大鼻科病房，增加床位数和专科医护人员编制。

（3）抓紧培养合格的鼻科人才：要求其德才兼备、具有创新精神，保证人才质量，宁缺毋滥。要重视学科领军人物梯队的组建和青年骨干的培养。保持与发扬科内团结协作和以工作为重的良好传统。制定鼻科住院医师规范培训的要求及考核标准，全面提高临床治疗水平，尽量减少鼻科手术并发症的发生。

以上仅是根据本人在鼻科临床工作的亲身经历，谈一些看法和对鼻科今后发展的一些设想与建议。不当之处，请不吝指正。

（张重华）

◈ 三、耳鼻喉科的心理相关疾病值得重视

随着医学模式从生物模式向生物-心理-社会模式的转化，医学诊疗技术的发展和社会各种压力的增加，心理相关疾病的发病率呈上升趋势。临床上这类疾病已较为常见，由于受传统医学理论束缚和临床习惯思维的影响，不少临床医生对此认识不足，容易造成漏诊、误诊。这类患者若能早期发现、及时干预，多能取得较好疗效；而处理不当，日久会严重影响患者的工作能

力及生活、学习质量,甚至自杀。包括耳鼻喉科的心理疾病患者往往多方就医,辗转往返,而病痛难以治愈。国内已有学者撰文提醒:注意防止耳鼻喉科各种痛症中抑郁症的误诊、漏诊。《中华耳鼻咽喉科杂志》特地给该文加了编者按予以强调,惜迄今尚未能引起普遍关注。笔者近年来做过初步测算,在所有接诊的患者中,原发病或症状表现与心理因素相关者约占 1/3,在疑难病例中所占比例更高,值得重视。现在重提这个问题,谈点个人在这方面的一些粗浅体会,供同道参考。

由于耳鼻喉科是个专科,医生大多从本科角度去处理,加上治疗以手术为主,心理性疾病一般顾不上考虑,且也不够熟悉;事实上,与心理障碍密切相关的耳鼻喉科疾病在临床上并不少见,常见者如下。①鼻出血:精神紧张可诱发出血,也会使出血不易止住,且易复发。②空鼻综合征:患者约半数以上有抑郁症表现。③鼻后滴漏综合征:蒙逖航报道的 119 例该症儿童患者中,约半数存在头痛、头昏,学习成绩不理想等症状。④咽异感症:除咽部有异常感觉外,常伴有胸闷、气短、失眠等抑郁症状。⑤癔症性失声:患者情绪不稳定,常在受内、外环境不良刺激后发病。⑥耳鸣:严重耳鸣会导致患者焦虑、烦躁不安。⑦耳聋:双侧失听可造成患者孤独心理和自闭行为。⑧眩晕:可因精神过度紧张诱发或加剧。⑨耳鼻咽喉部位的各种疼痛症,多是抑郁症的症状表现之一。有报道在抑郁症住院患者中 60％存在某种疼痛。⑩对耳鼻喉科肿瘤的过度心理压力造成的"恐癌症"等。面对临床现实需要,作为一名负责任的耳鼻喉科医生,对临床客观存在的心理相关病症,绝不能采取事不关己、听之任之的态度。

耳鼻喉科心理相关疾病者多因耳鼻咽喉局部病症而就诊,

有因过度的不良心理因素引起的躯体病症,如咽异感症、恐癌症等;也有因躯体疾病或术后引起心理障碍者,如空鼻综合征、鼻后滴漏综合征等;亦可两者兼而有之、互为因果者,病情更为复杂。在这类患者的临床处理上,首先要能够识别,继之要采取有针对性的身心并治方法,才能取得较好的治疗效果。

　　提高对心理相关疾病的识别力,关键在于加强对该病的重视,并熟悉临床表现特点。合并心理障碍的患者除有本科病症的表现外,多有受过不良心理刺激或社会影响的病史,或有性格内向、容易激动等个体心理素质较差的表现,以及长期承受躯体病痛困扰等发病原因或诱因;在专科疾病就诊时,有心理失调症状的主诉,如抑郁、焦虑、失眠、厌世感,以及疼痛、感觉异常等;躯体症状较重而客观检查阳性体征较少,甚至缺如,且症状多变,时轻时重,部位不定,常与情绪、睡眠、注意力及外来精神刺激等因素密切相关;病程较长,多方就医,久治不愈;女性、更年期多发;就诊时常有主诉繁多、书写成篇、重复往返等表现;应用抗抑郁、抗焦虑药或调节情志作用的中医方药治疗有效。

　　在本病的防治方面,需要注意以下几点。

　　(1) 内外结合,多种方法配合的综合诊疗:制定治疗方案前需详细了解发病的心理相关因素、既往的治疗方法及效果,据此制定治疗方案。先进行针对性药物结合心理疏导,重点放在尽快减轻或解除患者当前最痛苦之处。一旦见效,多能增强患者治病信心和对医生的信任,依从性的提高有助于患者坚持治疗,从而提高疗效。

　　(2) 医生要注意治疗的方式与态度:医生要将治疗方式与态度作为治疗措施的组成部分。语言疏导做到个体化、有针对性,充分尊重患者的人格,以充满同情、理解、诚恳、关心的态度,耐心倾听对方主诉并做出解释,忌厌烦、冷漠、训斥等言行。这方面做得不妥,往往会前功尽弃。

(3) 充分发挥中医药在治疗心理相关疾病方面的特色与优势:目前治疗心理疾病大多用盐酸氟西汀(百忧解)、盐酸多塞平(多虑平)等抗抑郁或抗焦虑类的药物,有一定疗效;但需长期坚持服药、不良反应较多,有些药物费用较高、疗效也欠满意。而中医药从《黄帝内经》《金匮要略》以来,已积累了丰富的治疗情志病症的理论和许多有效方药,通过具有中医特色的内服、外治及精神治疗等多种方法整体调治,不仅弥补了西药的不足之处,同时能明显增强患者体质,提高生活质量,不少原发病症及宿疾也常得以缓解或治愈。笔者近2年来在临床重点探索中,深感中医药治疗情志病症的特色和优势非常明显,值得重视和大力发扬。

1) 内治方面:《黄帝内经》已载有制约法、开导法、暗示法、转移注意法等情志病方面较完整的治疗方法,以及"生铁落饮"治狂怒症等的方药;通过历代医家长期发展与积累,使之更为丰富。目前常用治疗心理性疾病的特色中药有合欢皮(或花)、淮小麦、徐长卿、广郁金、生白芍、柴胡、大枣、茯苓、绿萼梅、秫米、百合、莲子肉、酸枣仁、远志、龙齿、生铁落、麦冬、鸡子黄、桂圆肉、磁石、萱草、菖蒲等20余味;传统特色验方有逍遥散、甘麦大枣汤、越鞠丸、半夏厚朴汤、柴胡疏肝汤、温胆汤、归脾汤、半夏秫米汤、百合地黄汤、生铁落饮、奔豚汤、归脾汤、百合地黄汤、一贯煎、柴胡加龙骨牡蛎汤、柏子养心汤、酸枣仁汤、血府逐瘀汤等10余张。可根据患者病情辨证选用。

2) 外治方面:可配合针灸、推拿、按摩、气功、导引、穴位注射或贴敷等多种方法,用之得法,见效迅速,且有助克服服药的不足之处。

[附:治验案例]

病例1:女性,55 岁。2008 年 12 月 11 日因脓涕倒流 2 年余,鼻通气稍差,畏寒,易感冒,动辄多汗,纳呆,夜寐不宁,头痛,不堪困扰而来诊。患有抑郁症,多方就医,用过多种药物,疗效欠佳。检查:鼻甲不大,鼻道无脓,鼻咽(一);舌暗红,见齿印,苔厚色黄少津,舌下脉青紫、曲张;脉细弦,尺脉弱。诊断:鼻后滴漏综合征;中医称"鼻漏",辨证属脾虚水湿滞留、肝郁气滞血瘀、五脏功能失司之本虚标实之证。治疗以解郁为重点,兼以理气、化痰、祛瘀、止漏为法,并补五脏之不足,标本兼治。处方:藿香、陈皮、皂角刺、白芷、淫羊藿(各)9 g,生黄芪、鸡血藤、米仁、淮小麦(各)30 g,天花粉、山萸肉、徐长卿(后下)(各)12 g,生甘草 3 g。14 剂,每日 1 剂,煎服。本院自制 3 号喷鼻剂喷鼻,每日 2次。2008 年 12 月 25 日复诊,主诉服中药后症状明显消退,未用喷鼻药。目前鼻部已无不适,停用抗抑郁症药;但还有轻度头痛及额头出汗,消化欠佳,血脂偏高。检查:舌暗红,舌苔前半部已化,舌下脉稍平,脉弦细但较前和缓,尺脉稍见增强。原方加减,加强健脾、益气、安神药,14 剂。1 个月后电话随访,患者已出国。

病例2:男性,62 岁。2009 年 2 月 17 日初诊,多打喷嚏、流清涕,频发 20 余年。吸冷风后易发作,伴鼻内干痛及咽痒、干咳,影响睡眠和生活质量。全身怕冷、易汗、便秘,常觉胸闷、气短、心烦、焦躁。外院 CT 片见鼻窦(一)。检查:鼻腔黏膜色红,较干燥,鼻中隔右偏,鼻甲不肿,鼻道无涕。舌见齿印,苔薄黄,见裂纹,舌下脉青紫、曲张明显;脉细弦。诊断:变应性鼻炎,伴身心障碍。中医辨证属肝、脾、肾脏气不足,难御风邪内侵,阳气不发，收摄无权之"鼻鼽"；年老久病，气滞血瘀而兼罹郁证。予温补脾胃、疏风收摄，兼以理气、活血、解郁为治。处方：炙黄芪、生地黄、浮小麦、仙鹤草（各）30 g，生白术、生白芍（各）15 g，山萸肉、淫羊藿、蝉衣、徐长卿（后下）、冬桑叶、合欢皮（各）12 g，化橘红9 g，桔梗4.5 g，炙甘草3 g。14剂，每日1剂，煎服。予本院自制3号喷鼻剂喷鼻。口服左旋西替利嗪每日5 mg，1周，嘱必要时用。2009年3月6日复诊，鼻症状明显控制，睡眠转安，大便已畅，但力气还差，有轻度头痛、头昏。检查：鼻腔基本正常，舌齿印变浅，苔薄黄，裂纹消，舌下脉稍平；脉细弦。中药原方加减，加强益气、养阴、安神。2010年11月4日电话随访，回家后连服中药2月余，诸症已痊，仅诉鼻内干燥，偶有血涕。

病例3：男孩，11岁。受凉后连续剧烈呛咳10余天，影响进食，但入睡时咳自止。经多方求治，用多种药物未效。后经采用针刺天突、廉泉、合谷穴，配合语言疏导，15分钟后全止。带中药回家善后调理2周，半年后随访，无复发。

（张重华）

四、耳鼻喉科如何发挥中医药的优势

西医耳鼻喉科一向以手术治疗为主，属于外科体系；中医耳鼻喉科源自中医喉科，逐步吸取了中医内、外科及现代医学的相关内容，有了不少发展和提高，但由于多种原因，目前耳鼻喉科的手术治疗比例在不断增加，而传统中医特色诊疗却日趋萎缩。如何在耳鼻喉科领域发挥中医药的特色与优势，无论对于中医还是西医都是一个需直接面对的实际问题，对促进学科发展、提升临床水平具有重要的现实意义。笔者结合临床实践，认为针对目前耳鼻喉科的临床实际,可从以下几个方面着手。

1. 找准切入点,选好突破口

(1) 确定疗法的标准:一般可从以下 5 个方面来衡量:①安全可靠,疗效较好;②患者痛苦小;③不良反应少;④简便可行;⑤费用低廉。只要结合临床情况进行对照,高下自明。

(2) 找出耳鼻喉科应用中医药治疗具有优势的病症:对于一些临床上公认的"不治之症"以及疗效很差、无法解决或现行疗法弊端很大的病症,按照判别疗法优势的标准,明确中医药疗法在这些病种或治疗环节上具有的特色和优势,然后再结合本人的特长和工作条件,确立主攻方向。我们据此选择顽固性鼻衄、鼻窦炎、耳鸣和嗅觉障碍等 10 个病种进行重点探究。例如,在治疗顽固性鼻衄中,发挥中医药长于解决患者常见升火、盗汗、内热、虚弱、倒经、酒毒、参毒等现代医学也颇感棘手的症状的优势;在治疗咽部急性感染疾病中,发挥中医药治疗西药久治不愈的顽固性发热以及能促进透脓消散和托补排脓等方面的优势。同时,我们发现从常见、多发及难治病中选择病例,患者多,疗效好,较为可取和可行。

(3) 采取发挥优势的方式和方法:思路方法正确,常可事半功倍。不仅要看准中医药的优势,还要根据客观实际,摆正自己的位置,正确看待中、西医的地位和作用,贯彻"扬长避短、取长补短"以及"有所为、有所不为"的原则。例如,在治疗慢性鼻窦炎、鼻息肉,尤其是存在解剖畸形的病例中,鉴于目前中药内服和外治对消除息肉的疗效不够理想以及鼻腔畸形狭窄靠服药也不可能起作用的现状,可以先行手术去除息肉,矫正畸形,以解决通气、引流等问题,术后再配合中药促进痊愈,如此治疗则比较合理且效果较好。要尊重事实,不要蛮干,中医药不可能处处领先；也应认识到治疗的优势和劣势是相对的，随着医学模式的转化、技术的发展以及病种的演变，优势也会转变。耳鼻喉科中有一些病毒引起的疾病，如不少伴有耳鼻咽喉症状的病毒感染性疾病（如艾滋病）以及心因性疾病（如梅核气）等，中医药治疗的优势正在逐步显现，值得投入更多的关注和力量。

2. 处理好中医药与手术治疗的关系

在当前的中医耳鼻喉科临床工作中，手术治疗占了相当大的比例，处理好中医药与手术治疗的关系，对充分发挥中医药在耳鼻喉科的作用有直接影响。西医也不是靠手术疗法解决一切问题，运用一些有效的中医药疗法来弥补不足，有什么不好呢？

对于中医耳鼻喉科医生来说，应注意分清主次，从提高疗效和有利于患者出发，适当的手术治疗是必要和合理的，但一味热衷于手术，置发挥中医药优势于不顾，未免有点"喧宾夺主"。举例来说，中医药在控制一些抗生素和止咳药均久治不愈的"喉咳"以及消退癌前期病变"声带白斑"等疾病方面，从不少病例中反映了"药到病除"的效果。许多中医药疗法能使患者少受许多不必要的痛苦，中医疗法的优势是值得发挥的。作为中医，切勿因为眼前困难和暂时利益妄自菲薄，而丢了中医学的根本。在这方面，中医伤骨科专家石印玉教授提出的"找准发力点""以退为进""做强优势"等成功经验值得学习。

3. 利用现代科技手段，促进耳鼻喉科中医药优势的发挥

应善于利用现代科技手段，促进耳鼻喉科中医药优势的发挥。主要体现在：①疗效是中医价值的根本所在，要充分运用现代循证医学的原则和方法，保证中医药疗效评估的可信性。循证医学在临床课题设计的合理性以及动物实验模型的可靠性等方面都有指导作用。②发展耳鼻喉科内镜辨证特色，扩大中医

耳鼻喉辨证施治的范围,丰富辨证内容。③利用现代检查手段帮助临床正确决策。例如,对腺样体肥大造成的阻塞性睡眠呼吸暂停低通气综合征(obstructive sleep apnea hypopnea syndrome, OSAHS)患儿,可根据鼻咽侧位片及多导睡眠图(polysomnography, PSG)监测结果决定先行手术切除还是先用中药治疗;对声音嘶哑患者作喉镜检查声带有助于明确病因、估计预后,避免盲目长期服用中药造成喉癌的误诊和漏诊。④加强临床资料积累。通过治疗前后的客观检查(如摄片、实验室、病理及多种功能检查)的资料对照,有助于从个案的积累中寻找普遍规律,不仅能客观地证实疗效,也能促进学术交流的开展。⑤进行基础研究,探讨中医药治病优势的机制、药物性能和作用,有助于进一步提高其疗效及安全性。我们的研究初步表明,中药消瘤汤可通过增强身体免疫力而抑制鼻乳头状瘤术后复发,还显示了黄芪控制变态反应性鼻炎的可能途径及其剂量与疗效的关系。

4. 发挥中医药优势应有的认识与态度

要在临床中发挥中医药优势,首先要相信中医学的科学性。以中医为专业的医生如果连自己都不相信中医治疗,岂非在敷衍患者,哪里还谈得上发挥中医优势。即使做了,也会因缺乏坚定信心,承受不起挫折,最终半途而废。其次要实事求是,力求恰如其分地评价已得的结果,避免单从主观愿望出发或先入为主。在临床实践中,如果失败,能认真吸取教训就有意义;有几分成果,不得夸大,更不能随心所欲胡乱编造。造假不仅自欺欺人,更会误导他人,害莫大焉!国内外因学术造假而致身败名裂的事例值得我们引以为训。中、西医学体系不同,中医治病以整体、动态和个体化角度考虑为特色,决定了不能简单地套用西医模式,将中医治法统一固定用于某一疾病,并以此作为疗效和安全性的评价。我们必须充分认识这项事业的长期性、艰巨性和复杂性,不可能有一蹴而就、一试就灵的机会。故而先要克服浮躁心态,耐得寂寞,不怕失败,集思广益,以锲而不舍的精神长期坚持下去。我想,这就是研究在耳鼻咽科发挥中医药优势的正道,前途必然光明。

(张重华)

五、张赞臣教授治疗咽喉急性感染经验

咽喉古称之为"喉关"。中医咽喉罹患者急症,如喉痹、喉风、乳蛾、喉痛之类,其来势急骤,发热咽痛,甚则呼吸不畅,水浆难咽。现代医学将之归于咽喉部急性感染,中医喉科治本症有其所长。业师张赞臣教授积近70年临床经验,治各种咽喉急性感染病症疗效卓著,颇具特色,兹将赞老在这方面的特色经验,择要归纳,分述于后。

1. 辨证要领

(1)辨发热:赞老认为,先咽痛后发热,脉大有力,咽喉黏膜鲜红而肿高突者乃实热之症;发热、恶寒、脉浮而咽喉色淡微肿者,是感受邪毒,火为寒郁;如发热无恶寒,脉细无力,示体弱无力抗病。发热程度一般与病症轻重一致,亦有喉核肿痛不甚,热度却高;有喉核肿胀特甚却仅见中等热度;也有低热而咽痛甚剧,若伴口有秽浊之气,邪非轻浅。故赞老指出:对高热者固须观察、控制,低热者不可概以轻症视之,要结合神态、脉象,细心辨察,方能不贻误病情。

(2)辨咽痛:病在早期,痛常散漫无定处;若痛已集中一处

或一侧,且有跳痛感,多示局部已成脓,发展为喉痈,此时痛的程度也较前为剧,且持续不减。

(3)辨吞咽:涎多吞咽不利者为痰盛;无涎而吞咽困难者为热盛或阴虚,示病情较重。

(4)辨声音:语声清朗者病轻,重浊者有寒邪遏郁;痰多而声音不清为痰盛,声嘶语塞、呼吸费力者要提防呼吸道阻塞。

(5)辨咽喉局部表现:咽喉急性炎症大多属火,进一步细辨。黏膜隐红属虚火,红则属实火,其中色大红甚或伴有肿烂者,多是肺脾积热、心肝火旺;色红带紫者为积寒于内、感邪于外;偏淡红者多见于肺胃蕴热而复感风邪;肿而色淡不甚红者往往是肺脾受寒或体弱不能抗病的表现。斗底(咽后壁)结节色红而肿者为火盛,色淡而肥厚者有痰湿,形高突者属实,形扁平者多虚。局部肿胀散漫,压之质硬为脓未成或脓在深层未达表,要结合病程及咽痛特点判断。局部红肿光亮高尖,顶呈微白色,按之软者示脓已成;而见肿硬麻木或高低不平者为恶候。表面渗出膜状物色明净且局限,示肺胃热毒不深;若腐膜污秽、厚积满布,发秽臭之气,示热甚且预后差。

(6)辨舌下经脉:赞老治喉症必检视舌下经脉,将其作为一项辨证依据,此乃他的辨证特色之一。文献中最早有舌脉记录者为《巢氏病源》,以后很少有人提到舌脉,直至1964年,赞老在《中医杂志》载文对其辨证意义做了详细的介绍,提出舌下经脉与心肝两经关系密切,且其部位在薄膜之下,清晰可辨,检查方便,故倡导舌下经脉辨证。在喉症中,如见舌下经脉色淡而粗大伴舌下腺体肥厚者为痰湿重;色紫而迂曲暴露者为瘀热。我们验之临床,见不少舌下经脉怒张之喉症患者经治疗病情控制后,脉亦平伏。

2. 施治经验

(1) 随证施治用验方：赞老治疗咽喉急性感染病症有一张基本方，名"金灯山根汤"，是他从多年实践经验积累总结出来的验方，疗效显著。咽部急性感染症多因风邪外袭，肺胃之火上升，风火相煽，挟痰瘀所致，金灯山根汤以善清肺胃之热，消喉肿、止喉痛的挂金灯、山豆根相配为主药；辅以射干、牛蒡子疏风散热，化痰利咽；再合桔梗、生甘草宣肺，甘缓利咽。然赞老对专方使用强调：①临床应根据是否兼有表邪，或是热重，或挟有痰湿，或阴虚火旺等不同病情，辨证加减用药。②应根据病情发展的不同时期，在选药、药量、配伍等方面加以调整，分阶段治之。早期加强疏散风热，中期重点清热解毒，后期如已成脓则需托毒排脓，恢复期则适当配合益气养阴药以加速康复。③攻邪时不忘保护元气，尤其是正虚明显的患者，宣散不宜太过，用清热泻火药要顾及脾胃，中病即止，脾胃素虚者，更不宜用寒凉，以免邪热未除，中焦又损。

(2) 上病下治重整体：赞老治本症善用通利之法，使太阳、阳明郁火自二便分消，咽喉火热自退。对热结肠胃者，赞老善用元明粉冲服。他指出：①通利二便，必须善于抓住时机，若该通不通，则火不得下泄，咽喉红肿难消；不该通而通之，则有伤元气。②根据年龄、体质强弱适当选用峻下、润下、增液行舟等法。

(3) 巧配对药相益彰：赞老善用对药，常用以下 7 对药：①挂金灯配山豆根。②射干配牛蒡子。③桔梗配生甘草。治疗咽喉疾患牛蒡子必须生用，桔梗宣肺利咽，为手太阴之引经药，借其升提之力，与清热解毒药合用，加上甘草的甘缓作用，绝无助火热上升之弊。但对舌苔黏腻、痰涎过多、胸闷气壅者，甘草少用或不用。④川连配僵蚕。川连为清热燥湿之良药，僵蚕能祛风化痰消肿,两药相配治疗痰涎过多,肿胀明显,舌苔浊腻。⑤赤芍配丹皮。赤芍具有活血化瘀、凉血清热之功,与丹皮配合适用于咽喉充血显著、肿胀散漫者。⑥黄芩配知母。善消上焦肺胃之热,适用于苔黄糙、舌质红、咽部充血、喉核肿大明显者。⑦皂角刺配芙蓉花。多用于喉痛脓成未溃者,有托毒透脓作用,配合清热解毒药又可箍脓和消散;皂角刺走窜力强,不宜早用,否则箍脓过早,反而有碍痈毒消散。

（4）泻火化痰标本兼:赞老认为,咽喉之症,其证虽繁,总归于火。而火是痰之本,痰为火之标,故治急性咽喉感染症,治火须兼化痰、通过豁痰、引吐等法治痰之标,而以清热泻火治痰之本。清热消肿、化痰利咽并举,标本兼顾,可冀速愈。

（5）内服外治两相宜:赞老常用的吹喉药有家传验方"珠黄青吹口散""上品冰硼散""喉科牛黄散";漱口液有"银硼漱口液""喉症漱口煎"。后者重用土牛膝,该药能促痰外出及咽喉白腐脱落。在喉痈成熟后,亦主张切开排脓。赞老指出:①吹药之制作必须精良,原料须精选,配制要照法度,研工一定要到候,否则不仅影响药效,并会产生刺激等不良反应。②各种外用吹药均有其适应证,必须辨证选药。③切开排脓要掌握时机,过早徒泄其气血,过迟则内腐益深,皆有碍早日痊愈。用刀注意深浅适度,免致意外。

（张剑华 张重华）

◈ 六、中医药在咽部急性感染治疗中的应用

咽部急性感染在临床上十分常见,包括急性咽炎、扁桃体炎、会厌炎及咽部脓肿等多种疾病,一般用抗生素、对症药物及

切开引流等方法治愈,用药方便,疗效也比较肯定。中医在这方面似乎不像在治疗慢性咽炎时那样疗效明显。然而,笔者在多年的耳鼻喉科中西医结合临床实践中体会到,治疗咽部急性感染,中医并非无用武之地,而确有其独特的作用,其疗效有时优于西医药,甚至是西医药所无法替代的。初步归纳为以下几点。

1. 控制发热

临床上有时遇到下述情况:患者表现为咽痛、发热,有时高热持续不退,有时为长期寒热往来或低热留恋,已用多种抗生素治疗,发热仍然不退。这时可根据中医分经辨治:太阳表证用辛温或辛凉解表治之;少阳半表半里证则以小柴胡汤为基础和解少阳;如已发展至阳明证,则可用凉膈散加减以釜底抽薪;对低热留恋者,或养阴清虚热,或甘温除热。

2. 祛腐消肿

咽部急性炎症高峰期,炎性渗出物常在局部结成斑点状或片状白膜,西医通常采用抗菌消炎药物加漱口水或含片治疗。千百年来,中医喉科在这方面已积累丰富的经验,喉科吹药如锡类散、西瓜霜等,在临床上已为中、西医师所常用。民间还有不少吹喉秘方,如先师张赞臣先生家传的"珠黄青吹口散",笔者使用过多次,确有良效。除此之外,在内服煎剂中加入中白(煅)、土牛膝根、天花粉、山楂等药,能取得促进白腐脱落、加速急性炎症消退的显著疗效。

3. 止痛利咽

咽痛是咽部急性感染的主要症状,严重时常使患者咽痛难忍,不敢进食,甚至出现张口困难。中医对此常用擒拿手法,或针刺合谷、颊车等穴位,往往能达到立竿见影的利咽止痛效果,还可避免应用退热镇痛类西药治疗所带来的不良反应。

4. 托毒透脓

有些咽部急性感染者采用一段时期抗生素治疗后,全身症状得到控制,但由于受到病原体或机体抗病能力差等因素的影响,而使局部肿痛长期持续不消,脓肿又未形成,所以不能用切开排脓的方法做进一步治疗,常使医生处于进退两难之境。中医认为此多属体内邪正相争,正气不足,无力克邪而形成的邪正长期对峙局面。临床可用透脓散、仙方活命饮等传统方剂加减治疗,以生黄芪补气托毒;炮山甲、皂角刺透脓;当归、川芎活血、补血;金银花、生甘草清热解毒,使扶正与祛邪并举,起到"脓未成者可消,已成者促溃"的效果,使病程明显缩短。

5. 祛瘀化坚

有些患者经治疗后发热、咽痛等症状已消,但一侧扁桃体肿大连同周围组织形成僵硬的肿块长期无法消退;有些患者颌下(或颏下)肿大的淋巴结持久不消,长期服用抗生素效果也不明显,给患者带来较大的思想负担。这时如果应用血府逐瘀汤配合浙贝母、僵蚕、夏枯草等软坚化痰的中药予以辨证加减,对一些压痛明显的肿大淋巴结,还可配合如意金黄散用茶水调后外敷,往往能起到促进肿块消散的效果。

6. 善后调养

咽部急性感染治愈后,尤其是病情较重、病程日久者,常会出现盗汗乏力、口干纳呆、低热不退等症,带几分低热退不净等症状也是不少见的。选用养阴利咽汤、参苓白术散、当归六黄汤、清骨散等辨证加减治之常能奏效,有促进康复、减少复发的作用。

（张重华）

◈ **七、中药消除头颈部炎性肿块的经验**

咽喉、头颈部的急性感染患者，使用了大剂量抗生素及激素治疗后，发热、疼痛等急性症状虽能控制，但有时局部形成僵块，甚难消退。这时辨证施治应用中药，内服与外治相结合，其效甚佳。兹选 2 例典型病例报告如下。

病例 1：女性，62 岁。1992 年 6 月 4 日因发热、咽痛 3 天，伴吞咽困难、呼吸不畅入本院急诊观察室。检查发现会厌红肿如球状，声门不能窥见，乃用头孢拉定 6.0 g 加氢化可的松 200 mg 静脉滴注，每日 1 次，连用 5 天热退，会厌仍肿如前，遂请中医会诊。见呼吸欠畅，吞咽不利，口干，大便秘结。舌质偏暗，苔薄黄，舌下筋脉怒张，脉细弦。证属邪热侵袭，直犯咽喉，经脉受阻，气血凝滞于会厌。处方：血府逐瘀汤加天花粉、牡蛎、制军，水煎服。2 剂后复诊，患者自觉舒适，呼吸转畅，吞咽转利，口内生津，大便亦通，舌苔变净，脉细带滑，会厌肿消大半，仍为正常的一倍，能上抬。予原方去红花，加皂角刺，继服 5 剂，会厌肿胀完全消退，痊愈出院。

病例 2：男性，53 岁。1995 年 11 月 21 日入院。发现右侧颈部肿块 2 天，发热半天，局部不痛，略有胀感，颈项活动欠利。检查右颈部胸锁乳突肌中上段前缘深部触及肿块（10 cm×8 cm ×4 cm），表面光滑，质地坚硬，边界清楚，有压痛，活动度差；颈部横断面 CT 检查示右侧胸锁乳突肌内侧、颌下腺后方见一枚肿大淋巴结，密度不均，有液化；肿块穿刺涂片为大量中性粒细胞；血常规检查示白细胞 $12.1×10^9/L$，中性粒细胞占比 0.87，鼻、咽、喉、口齿检查正常，先用头孢曲松钠 2.0 g 加甲硝唑 1.0 g

静脉滴注,每日1次。3天后,热退,颈部肿块大小如前。中医会诊:颈部作胀,转动欠利,心烦急躁,夜寐欠安,舌质暗红,苔薄,舌下筋脉曲张,色暗,脉弦数。证属肝郁气滞,化热化火,循经上逆,灼肌腐肉则成脓,气血瘀阻而成块。处方:血府逐瘀汤合透脓散加减,去红花、枳壳,加天花粉、蒲公英、重楼,3剂。药后自觉颈部渐松,苔脉同前,肿块缩小,原方加夏枯草、牡蛎,4剂,外敷如意金黄散,每日更换1次。再诊时,颈部肿消,夜寐安,肿块缩小(4 cm×3 cm×1 cm),质转软,原方去蒲公英、重楼,再服4剂,颈部肿块全消,出院。

　　血府逐瘀汤是清代王清任在《医林改错》中用于治疗胸中血瘀、血行不畅引起的顽固性头痛、胸痛等病症的,方由当归、生地、川芎、桃仁、红花、赤芍、枳壳、桔梗、柴胡、牛膝、甘草组成,其中除活血祛瘀之药外,枳壳、桔梗行气;柴胡疏肝解郁、升达清阳,能清血府之热;合透脓散(皂角刺、黄芪等)加强托毒排脓、清热解毒、清肝散结作用;加上如意金黄散外敷,加速肿块消退,取得良好的疗效。

(臧朝平 张重华)

◇ 八、丹芍茅花汤治疗脑衄100例

　　脑衄即严重鼻出血。清代医学家唐容川《血证论》曰:"脑衄者,口鼻俱出血也。乃鼻血多,溢从口出。"脑衄的治疗,不仅出血难止,且有一定危险性。

　　"丹芍茅花汤"是张赞臣教授治鼻衄的经验方。方中丹皮善清血热又活血,血热得清不致妄行,血道畅通而不留瘀,且虚热、实热均能应用;白芍苦、酸、微寒,长于养血敛阴、平抑肝阳,与丹

皮相配,气血并调,对肝经郁热重之出血尤为相宜。此两药虽非直接止血之剂,但既能和血,又能行血,敛而不滞,凉而不遏,祛瘀生新,引血循经,实治出血之本。黄芩善清肺热而止血;白茅花长于疗肺火上升、迫血妄行之鼻衄,配蚕豆花凉血收涩止血,相互有协同作用;仙鹤草收敛止血,并有养血及强壮作用;旱莲草凉血止血、养阴益肾,两者合用,止血而兼补虚,对鼻衄致阴血丧失的症情颇为合适。由于每个患者情况各不相同,临床结合辨证加减是必要的。几年来,我们应用本方治疗各种鼻衄患者不下数百例,确有一定疗效,且药性平和,久服无不良反应。

"脑衄出血既多,易成虚证"(《血证论》)。由于中药着重调治整体,攻补兼施,标本同治,全面照顾,故对鼻衄患者在发作高峰期常有之升火现象及大量失血后之头目昏眩、怔忡盗汗、口燥便秘等症状的疗效较西药为胜,且可加速身体康复,避免进一步操作(如重行填塞、手术等),减轻了患者的痛苦。这对小儿、老年患者更为重要。但中药也有其不足之处,鼻衄是急症,止血力求其速,而配服中药得花时间,一般也难以做到立服立止。我们将血余炭、蒲黄炭等研粉对出血点局部应用,见效快,然脑衄患者鼻后部出血者多,影响效果发挥。故取中西两法之所长,内服与外治并用,对治疗脑衄是必要和合理的。

赞老强调:治鼻衄"必须详加审辨其致病之源"。唐容川曾云:"然鼻总系肺经之窍,血总系肝经所属,故凡衄家……今且不问春夏,不分秋冬,总以调治肝肺为主。"但鼻衄征象变化多端,症情错综复杂,临床所见常非单一,或肝胃蕴热,或肝肺热遏,或心肝火旺,故证治万勿拘于程式,而应通权达变,抓住紧要,综合治理,方可中的。另外,鼻衄者多存在血瘀,笔者曾统计36例鼻衄患者,其中有血瘀见症(口唇或舌瘀斑,紫舌,舌下青筋粗大迂曲,鼻中隔小血管扩张等)1项及以上者占 63.9％。故用止血药的同时,宜佐以活血化瘀之品。但赞老指出:"大量鼻衄的患者,必须结合血色紫暗,舌下筋脉青紫,面色黯黑等方可诊为血瘀。"又说:"治鼻衄忌单纯用止血剂,但也不能滥用祛瘀药,活血不能太过,应以和血为主,更不宜用破血药,如川牛膝之类,否则反而易致出血。"这些宝贵经验值得我们在治疗鼻衄选用活血药时必须记取。

(张重华　张剑华)

◈ 九、《金匮要略》在耳鼻喉科的应用

《金匮要略》中有关耳鼻咽喉疾病的内容丰富,既往虽见各家的一些论述,但尚无人对此做系统、全面的整理。今结合个人临床体会,试作发掘、整理如下。

1. 病因病机方面

如《痉湿暍病脉证》中解释"鼻塞"之病机:"病在头中寒湿,故鼻塞。"为临床上治疗鼻塞用散寒祛湿的治则提供了理论依据。我们体会:配合羌活、附子、白术、薏苡仁等,治疗以寒湿见证的鼻炎,对改善鼻道通气确实有效。又如《水气病脉证并治》论及水气病患者出现"气上冲咽,状如炙肉"的症状,其机制是"阳衰之后,荣卫相干,阳损阴盛,结寒微动,肾气上冲,喉咽塞噎,胁下急痛",故治当温肾祛寒。我们曾以金匮肾气丸加减治愈了肾阳虚见证之咽异感症患者。再如《血痹虚劳病脉证并治》曰:"男子脉虚沉弦……时目瞑兼衄,少腹满。此为劳使之然。"《腹满寒疝宿食病脉证治》曰:"欲嚏不能,此人肚中寒。"《奔豚气病脉证治》曰:"奔豚病,从少腹起……皆从惊恐得之"等,均解释

了一些耳鼻咽喉病症的得病由来。

2. 诊断方面

(1) 从五官外表诊内部疾病:《脏腑经络先后病脉证》曰:"鼻头色青,腹中痛,苦冷者死;鼻头色微黑者,有水气;色黄者,胸上有寒;色白者,亡血也。"又曰:"病人语声寂然喜惊呼者,骨节间病;语声喑喑然不彻者,心膈间病;语声啾啾然细而长者,头中病。"以发声情况作为诊断依据,观察可谓细致。

(2) 特殊病症的诊断及描述:《百合狐惑阴阳毒病证治》中对"狐惑病"做了详细的介绍,形象地描述其眼、口、生殖器三联病变的特征,较土耳其白塞(Behcet)教授于 1937 年发现并以他名字命名的"白塞综合征"要早 1 700 多年,故有人提议应将本病命名为"张仲景综合征"。

(3) 疾病的分类诊断:《脏腑经络先后病脉证》曰:"阴病十八,何谓也? 师曰:咳,上气,喘,哕,咽……"将"咽"列为病兼脏腑在内的十八阴病之一。

(4) 由脉象诊断喉病:《五脏风寒积聚病脉证并治》曰:"脉来……微出寸口,积在喉中。"

(5) 以五官症状表现作为其他疾病诊断依据之一:这方面涉及的内容较多,依先后顺序归纳,如:"湿家病,身疼发热,面黄而喘,头痛鼻塞而烦……"(《痉湿暍病脉证》);"(肺痈)……口干喘满,咽燥不渴……""咽干不竭,时出浊唾腥臭……为肺痈""肺痈……鼻塞,清涕出,不闻香臭酸辛"(《肺痿肺痈咳嗽上气病脉证并治》);"夫中寒家,喜欠,其人清涕出,发热色和者,善嚏"(《腹满寒疝宿食病脉证治》);"水在肝,胁下支满,嚏而痛"(《痰饮咳嗽病脉证并治》);"酒黄疸者……鼻燥……""病黄疸,发热烦喘,胸满口燥……""谷疸之为病,寒热不食,食即头眩……"

（《黄疸病脉证并治》）；"亡血……口干燥而渴，其脉反无热，此为阴伏，是瘀血也"（《惊悸吐衄下血胸满瘀血病脉证治》）等。

（6）推断预后：如对衄血症，"夫脉浮，目睛晕黄，衄未止；晕黄去，目睛慧了，知衄今止""病人面无血色，无寒热，脉沉弦者衄"（《惊悸吐衄下血胸满瘀血病脉证治》）。从望诊、脉诊等推断衄的止作。

（7）诊病结合天时：《惊悸吐衄下血胸满瘀血病脉证治》曰："从春至夏，衄者太阳，从秋至冬，衄者阳明。"指出不同季节衄血的发病机制不同。吾师张赞臣先生治鼻衄也强调要注意天时。笔者曾对鼻衄患者做调查，结果显示鼻衄不仅有季节性发病高峰，从病因分类来看，春夏发病由外感所致者、秋冬发病表现为胃热上冲者的比例多，与经论相符。这不仅体现了中医整体观的特色，在治疗上也具有实际指导意义。

（8）将耳鼻咽喉部位症状作为用药反应的观察指标：《痰饮咳嗽病脉证并治》曰："青龙汤下已，多唾口燥……气从小腹上冲胸咽……与茯苓桂枝五味甘草汤。"《果实菜谷禁忌并治》曰："蜀椒闭口者，有毒，误食之，戟人咽喉……"等，以决定进一步治疗措施。

3. **体现预防思想**

《脏腑经络先后病脉证》曰："……四肢才觉重滞，即导引、吐纳、针灸、膏摩，勿令九窍闭塞。"还介绍注意饮食等防止耳鼻咽喉病的方法："十一月、十二月勿食薤，令人多涕唾""生葱和雄鸡、雉、白犬肉食之，令人七窍经年流血""水银入人耳及六畜等，皆死"。

4. **治疗方面**

耳鼻咽喉病症的治疗，《金匮要略》提供了专治耳鼻咽喉相关病症的有效方16张,始终贯穿辨证施治的原则,其疗效亦为实践所证明。具体病症包括以下。

(1)鼻衄:不同的鼻衄有不同的主方。如治前述虚劳使然之劳衄用桂枝加龙骨牡蛎汤;对伴有"虚劳里急,悸"及"腹中痛,梦失精,四肢酸疼,手足烦热,咽干口燥"之衄,则以小建中汤主之;治中焦虚寒、统摄无权之吐衄血,用偏于温热的黄土汤;心气不足,吐血,衄血,泻心汤主之。我们曾治一严重鼻衄青年患者,行颈外动脉结扎及前后鼻孔填塞仍未能止血,后服泻心汤2剂而止。此外,《金匮要略》还提出了"衄家不可汗"的治衄原则。盖汗血同源,失血再汗则加重伤阴,易致急变,确宜慎之。

(2)眩晕:根据病因各异,亦有多种治法。如胸胁支满的痰饮目眩以苓桂术甘汤温中祛湿;而支饮冒眩则以泽泻汤利水燥湿;"卒呕吐,心下痞,膈间有水"之眩悸者,以小半夏加茯苓汤和胃止呕、饮水下行以止眩;"瘦人脐下有悸,吐涎沫"之巅眩,以五苓散化气利水(以上均见《痰饮咳嗽病脉证并治》);若系"妊娠有水气,身重,小便不利,洒淅恶寒,起即头眩。"则治宜葵子茯苓散滑利通窍,利水通阳。我们常用"泽泻汤"加味治痰湿见证、耳迷路水肿所致的内耳性眩晕,一般能收到较好的疗效。

(3)咽部异物感:《妇人杂病脉证并治》曰:"妇人咽中如有炙脔,半夏厚朴汤主之。"此证即后世所谓的"梅核气",多由七情郁结、气滞痰凝所致,故以半夏厚朴汤开结化痰、顺气降逆。因"惊恐得之"的奔豚病,气"从少腹起,上冲咽喉,发作欲死,复还止",治之以"奔豚汤"养血平肝、和胃降逆(《奔豚气病脉证治》)。再有,对"大逆上气"之咽喉不利,以"麦门冬汤"养肺胃之阴、止逆下气。吾师张赞臣先生治因情志因素所致咽喉不利,有经验方"白梅利咽汤",方用白芍养血柔肝,绿萼梅等花类药理气散郁,与《金匮要略》之用药原旨相合。

(4)痰饮喉阻:因寒饮郁肺,致"咳而上气,喉中水鸡声",以射干麻黄汤散寒宣肺、降逆化痰(《肺痿肺痈咳嗽上气病脉证并治》)。

(5)狐惑病:蚀于上部则声嗄,甘草泻心汤主之;目赤如鸠眼等,赤小豆当归散主之(《百合狐惑阴阳毒病证治》)。

(6)阳毒与阴毒:阳毒表现为"面赤斑斑如锦文,咽喉痛,唾脓血",以升麻鳖甲汤主之;阴毒则以"面目青,身痛如被杖,咽喉痛"为主证,升麻鳖甲汤去雄黄、蜀椒主之。文献报道有以升麻鳖甲汤治红斑性狼疮的验案。我们认为按经文之描述,阳毒与阴毒之表现也可见于脓毒性咽喉部感染的不同时期,若见证相符,可考虑本方一试。

5. 首创多种用药途径及方法

(1)鼻部用药治鼻病:《痉湿喝病脉证》有介绍治鼻塞的方法:"内药鼻中则愈。"

(2)内服与外治法相结合:如治狐惑病,除了前述汤剂煎服外,对"蚀于下部"者,以苦参汤洗之;"蚀于肛者",以雄黄薰之。

(3)经耳鼻咽喉用药作急救:《杂疗方》记载多种急救的方法,如"薤汁灌鼻中""雄鸡冠割取血,管吹内鼻中""猪脂如鸡子大,苦酒一升,煮沸灌喉中""骑牛临面,捣薤汁灌耳中,吹皂荚末鼻中""菖蒲屑,内鼻两孔中吹之,令人以桂屑着舌下""剔取左角发方寸,烧末,酒和,灌令入喉"等;还介绍抢救自缢,在用人工呼吸法使患者苏醒后,用桂汤及粥清濡喉,再"向令两人以管吹其两耳",以促进恢复。

一些原来并非治耳鼻咽喉病的《金匮要略》方,被用来治疗本科疾病,也取得了良好的疗效,不少已见诸专业书刊的报道。

仅就我们自己实践有效的有小青龙汤治鼻衄,甘麦大枣汤治梅核气,薏苡附子败酱散及排脓汤治鼻渊及喉痈,当归芍药散治耳鸣,桔梗汤治慢性喉痹等。相信对《金匮要略》方药继续挖掘,必将具有广阔的前景。

(张重华)

◈ 十、严重鼻衄患者的心理调查及对策

通过临床观察发现:鼻衄的发生、发展及预后与患者的心理因素有较密切的关系;能否针对其心理因素进行恰当的处理,直接关系到防治的效果。以往,人们对此尚未予以重视,国内迄今未见有关报道。自1985年以来,我们对100例鼻衄患者进行了这方面的调查研究,阐述如下。

1. 调查对象

1985年1月—1989年1月因严重鼻衄住院或急诊留察的患者100例。其中,男73例,女27例,年龄为12~92岁。51岁以上者51例。病期8小时至30天90例,1个月以上10例。出血量在100 mL以内6例,100~400 mL 25例,400~1 000 mL 60例,1 000 mL以上(最多达3 000 mL)9例。止血措施为前后鼻孔填塞61例,鼻腔填塞19例,水囊填塞8例,使用镇静剂7例、硬化剂注射4例,其他1例。

2. 调查方法

根据鼻衄的特点设计调查表,在每个患者治愈出院前做详细询问后填写。询问时态度诚恳,使患者明白被调查的目的与要求,不致于产生误解;注意保护其自尊心,如有的人怕死、担心经济问题等羞于承认,要讲究提问方式及场合,以求获得比

较客观、真实的结果。调查结果经统计后,结合临床情况进行分析。

3. 调查结果

(1) 性格类型:A 型 80 例,B 型 20 例。

(2) 文化程度:低 45 例,中 43 例,高 12 例。

(3) 职业:工人 44 例,商人 14 例,家务 11 例,干部 9 例,教师 7 例,技术人员 6 例,农民 5 例,医生 2 例,学生 2 例。

(4) 既往鼻衄史:轻 15 例,重 37 例,无 48 例。

(5) 家属关心程度:很关心 89 例,不很关心 11 例。

(6) 诱因:劳累 39 例,感冒 23 例,情绪不好 14 例,紧张 12 例,高血压病 9 例,喝酒 6 例,其他 37 例,诱因不明 16 例。

(7) 血压:>18.7/12 kPa 28 例(最高达 30.7/17.3 kPa);正常 72 例。

(8) 出血不止时患者最关心的问题:按出现频率高低依次为:希望尽快止血(59 例),惧怕失去生命(15 例),牵挂家庭(13 例),担心血止不住(11 例),惧怕疼痛(8 例),怕填塞(4 例),牵挂工作(4 例),怕肿瘤复发(3 例),怕支付不起医疗费(2 例),孕妇怕影响胎儿健康(1 例),怕因技术不良的医生影响疗效(1 例),怕发生脑出血(1 例),宁愿早点死(1 例),外地患者担心死在上海(1 例)。

4. 讨论

(1) 严重鼻衄与心理的关系:医学正在从生物医学模式向生物-社会-心理模式转变,人们对心理、社会因素和疾病的关联日益重视,在疾病防治中心理学干预措施发挥着越来越多的作用,鼻衄的治疗也不例外。从本调查结果可以得出以下结论。

1) 患者中 A 型性格者为 B 型的 4 倍,说明不同性格类型的人罹患严重鼻衄有明显差别。前者由于经常处于紧张心理状态,机体分泌的肾上腺素类应激性物质较多,血中溶纤维蛋白酶活性增加,均可成为引发鼻衄的因素。

2) 1/4 以上(26%)严重鼻衄的诱发与精神因素有关,说明精神因素是鼻衄发病的重要因素。

3) 不同的社会、心理等因素会引起不同的心理反应,从而影响鼻衄的发展过程。①年龄:年高者一般身心承受力差;而年幼者思想较单纯,病态心理少见。②文化及职业:本组文化程度低者近半数,高者仅占 12%。文化低者常表现为开始无所谓,出血不止时则易胡思乱想,两者在出血初期心理症状出现的平均数有显著差异($1.33 : 0.42, P < 0.05$),2 例医生职业的患者,情绪一直均较稳定。③病程:统计表明,患者的心理负担及病态心理出现率随病程延长而增加,初期与高峰期总数相差 8 倍以上(53 *vs.* 431)。④出血量:本组 69% 患者出血总量 $>400 \, \mathrm{mL}$。一般大出血后,年老体弱及女性患者容易产生淡漠或因贫血性脑病而出现精神症状。

4) 严重鼻衄患者配合心理治疗对出血缓解或停止有效。本组 24 例原有不安全感患者入院后接受心理治疗,2/3 的患者不安全感消失;19 例填塞后仍有出血者,入院后经心理治疗而未加其他止血措施,10 例不再出血。

由此可见,心理因素在鼻衄的发生、发展中所起的作用不容忽视;对严重鼻衄患者配合心理治疗及加强心理护理有其必要性。

(2) 鼻衄的心理治疗及护理措施

1) 注意工作态度:医护人员要充分理解患者的心理,同情患者;诊疗时要镇定自若,但又不能让患者感觉不被重视;即使患者有些失常行为,也应予以谅解,勿任意训斥,以免加重患者紧张、惶恐而致出血加剧。通过及时运用劝慰鼓励的话语给予患者精神支持和正确的疾病认知。必要时,给予患者及其家属适当的治愈承诺,使其树立信心、保持情绪稳定并配合医生的治疗。

2)尽快止住出血及尽量减轻患者的痛苦:由于出血及填塞造成的痛苦是产生心理恐惧的主要原因,70%的患者出血时最关心的问题是止血。如能采取有效而痛苦较少的措施尽快止血,无疑会在很大程度上使部分患者解除主要的心理负担。另一方面,严重鼻衄者多数(61%)需做前后鼻孔填塞,填塞治疗会产生疼痛与不适及鼻黏膜损伤,造成患者寝食不安从而引发恶劣的心态,所以,按具体情况,采取相应措施,尽可能减轻其痛苦,改善心理状态,有助于康复。

3)做有针对性的解释:在深入了解病因、诱因及患者心理的基础上,针对患者当时最担心的问题,从医学角度做出有说服力的解释,如对高血压引起的鼻衄,说明出血后果的双重性,以及眼角及耳内溢血的缘由等。

4)请治愈的患者现身说法:出于"同病相怜"及"眼见为实"的心理,患者常较容易接受对方的劝慰,增加治病信心及对医生的信任感,更好地配合治疗。

5)适当应用镇静剂:对精神特别紧张、甚至烦躁不安的患者,血虽止但紧张心理持续存在,既往无高血压史但当前血压偏高者,适当应用镇静剂有阻断恶性循环、促进止血、减少再发的作用。但应注意,若大量失血有休克或休克先兆者,或已行前后鼻孔填塞而出现神情淡漠、嗜睡、软腭水肿、呼吸不畅者慎用。

6)注意环境因素:环境色彩对人的情绪会产生影响,故严重鼻衄患者周围环境应保持安静,最好不要与其他重危患者在一起,宜置其于冷色调的房间内;光线勿太亮,室温应适宜。

7) 严格遵守保护性医疗制度:不要和患者及其家属随意谈论有关鼻衄的严重性及不良后果,以免加重患者紧张心理。我们曾遇几例由此造成很大心理负担的患者,鼻衄反复不止。对于确实严重、随时有发生意外可能的情况,也宜在相对私密的场合以适当方式与家属做个别沟通。不要为了减轻医疗责任,过分强调或夸大鼻衄后果的严重性。

8) 发挥患者家属的作用:资料表明,家属的态度对患者的情绪有较大影响,不受关心者比正常受关心者出现厌世心理的高出一倍以上,这在老年及女性患者更为明显。由于家属一直在患者身边,对他的病情更为了解,可以请家属配合做劝慰、解释等心理治疗工作。但有的家属不够理智,出于爱之过切,在一旁不加控制表露情绪甚至哭吵不止,惹人心烦,干扰医生治疗,应注意及时正确引导和劝阻。

(3) 预防鼻出血再发的心理学措施:本组75%的患者在康复期均存在惧怕再出血的心理,有些患者甚至在康复期多次梦见又出血而惊醒。患者出院后若心理负担仍重引发持续紧张,则易导致鼻衄复发。所以,需要从心理学的角度,采取以下预防对策。

1) 做好出院前谈话:经过鼻腔、鼻咽部详细检查,加摄鼻窦片,基本排除恶性肿瘤,结合病史和其他检查结果,可就发病原因及预后对患者及其家属做大致的说明,虽不能保证绝对无问题及不会复发,但做出"没有什么大问题""复发机会不多"等的表述,有助于增加患者出院后的安全感。

2) 定期随访:发预约单,定期门诊随访,患者心里会踏实不

104

少,有利于及时发现问题及有疑问给予解释,不使矛盾激化。

3）摄生指导:注意避免诱因,安排合理的饮食起居等,适当减轻思想及体力负担。

(张重华)

十一、鱼肝油酸钠局部注射治疗遗传性出血性毛细血管扩张症所致鼻衄

遗传性出血性毛细血管扩张症(hereditary hemorrhagic telangiectasia, HHT)是一种具有出血倾向的遗传性疾病,遗传方式为常染色体显性遗传。80％～90％的患者以鼻衄为主要表现,并可伴有呼吸、消化或泌尿道出血症状。处理顽固性鼻衄是一个棘手问题,至今疗法虽多,但一般认为"本病无根本性的确定疗法,以对症的保守疗法为主"。我们从1985年以来,采用血管硬化剂出血点局部注射,取得比较满意的止血效果,迄今国内外未见报道,兹将结果总结如下。

1. 对象

4年中,因鼻衄来院就诊,按下述标准诊断:①排除凝血障碍性遗传病引起的反复鼻衄;②黏膜、皮肤典型的血管扩张病损;③阳性家族史,确定为遗传性出血性毛细血管扩张症(hereditary hemorrhagic telangiectasia, HHT)者8例,其中男5例,女3例,年龄为30～75岁;鼻衄始发年龄为7～40岁;病程5～50年;病损部位有鼻翼、鼻中隔前下方、鼻中甲、鼻下甲、面、唇、舌、前胸、前臂、指尖等;1例合并咯血、尿血,3例便血;家族史中五代9人发病者1例,四代3人发病2例(此2例为父子),三代5人发病、4人发病、3人发病各1例,两代2人发病2

例;曾经治疗的方法有鼻中隔矫正、鼻中隔黏膜剥离、冷冻、烧灼、激光、放射、填塞、输血、中药、止血、90%乙醇局部注射以及颈外动脉结扎等。

2. 方法

(1)确定鼻内出血点后,以 1%的丁卡因作黏膜表面麻醉,用注射器 6.5 号针头(位置较后可用长针头)在近出血点黏膜下注入 5%鱼肝油酸钠约 0.1 mL,局部呈 0.5 cm 直径之白色小丘即成。可多点分别注射,但鼻中隔两对应面勿同时注射;同一部位重复注射间隔宜 2 周以上。

(2)取患者鼻中隔及中鼻甲少量病损黏膜,在治疗前后作透射电镜对照检查。

3. 结果

(1)疗效评定标准:①显效:鼻衄基本止住或偶有少量出血,能自止;②有效:出血频度及量减半以上;③无效:轻或无改善。

(2)疗效:经 1~3 年随访,显效 4 例,有效 4 例。

(3)透射电镜检查:注射前病损区黏膜血管的基底膜部分粗糙、断裂;注射 5%鱼肝油酸钠后血管周围胶原纤维明显增生。

4. 典型病例

病例 1:男性,65 岁。双侧反复鼻衄逐渐加重 50 余年。自 1967 年以来因严重鼻衄住院 11 次。平时几乎天天鼻衄,最多只能中止 7~10 天,血红蛋白最低时仅 46 g/L,数次因鼻衄休克、虚脱。除有咯血、尿血史外,无其他出血倾向。凝血功能检查正常。曾接受鼻中隔矫正、电灼、冷冻、多次填塞、输血及口服雌激素等治疗,效果不显。家谱调查五代 23 人中有鼻衄者 9

人。血压21.33/12.53 kPa,双侧鼻中隔前下区及舌、唇、面颊、前胸、上臂、指尖均可见直径1~2 mm暗红色血管扩张点,周围有扩张的细血管,鼻内病损轻触即出血。经用本法治疗5次,局部血管扩张点消失,鼻衄基本停止,偶有少量出血,能自止,随访2年余无复发。

病例2:男性,69岁。双侧鼻腔反复出血40余年。自27岁开始鼻衄,逐渐加重,曾用鼻中隔矫正、冷冻、电灼及填塞等多种治疗未能控制,并发鼻中隔穿孔。至2年前来就诊时,已有1年余不能出门,卧床不起3月余,稍活动即鼻衄,血红蛋白63 g/L,幼时有便血史。其父、子及孙均易鼻衄。检查:鼻中隔前下方中等穿孔,中隔、中下甲、唇、舌及指端可见前例类似病损。经本法治疗后出血明显减轻,间隔期延长到1~3个月,血红蛋白上升到112 g/L,恢复日常起居行动。双侧鼻内前后共接受注射31次,未见不良反应。目前仍在门诊随访治疗中,患者对治疗效果满意。

5. 讨论

遗传性出血性毛细血管扩张症(HHT)自1864年由萨顿(Sutton)报道以来,逐渐为人们认识和重视,国内已见鹿道温、王锦玲等有关研究报道。患者常常由于难以控制的严重鼻出血,引起重度贫血,需多次接受鼻腔填塞及输血,本组有1例接受多次输血总量超过7 000 mL。因此寻找迅速简便、安全有效的止血方法是治疗本病的关键。根据以往的经验,对HHT所致鼻衄,用冷冻、电灼、激光、化学药烧灼、纱条填塞等法,止血效果短暂,有时还会因操作本身损伤而加剧出血或产生鼻中隔穿孔之并发症(本组有2例),在穿孔边缘极易出血;鼻中隔矫正或黏膜下剥离术的止血效果也不像特发性鼻出血好(本组有3例,均无效）；而吸收性明胶海绵颌内动脉栓塞术虽有一定疗效，但4个月后仍复发，且动脉插管操作不易，又存在栓子反流引起严重并发症的危险，似难以推广；本组1例曾行鼻部钴-60放射治疗亦无效；王锦玲等采用间断、小量服用乙烯雌醇未发现严重不良反应，本组1例用过类似疗法效果不明显。目前一般比较推荐的方法是刮去鼻内病损黏膜后植皮，术后可使一部分患者不再鼻衄。施特劳斯（Strauss）等报道对2例严重威胁生命、反复鼻衄的HHT患者采用植皮法，术后16～18个月随访无复发。但手术创伤及花费较大，不少病例术后在植皮区边缘及皮瓣未能覆盖到的部位仍会出血。总之，治疗HHT所致鼻衄迄今缺少满意的疗法。

笔者在试用5%鱼肝油酸钠局部注射治疗本科范围各种出血取得良好疗效的经验基础上，从1985年开始，将本法用于治疗HHT所致的鼻衄，也取得比较满意的效果。其优点主要有：①止血效果迅速、可靠；②操作简便，不需要特殊设备，可在门诊反复施行，患者痛苦少；③药源丰富，价格低廉。如果在治疗中注意做到注射部位准确，药量勿过大；避免药液渗漏及外溅；鼻中隔对应面不要两侧同时注射；在接近皮肤的病损区注射时加普鲁卡因，则不会发生明显疼痛等不良反应。但对不能配合治疗的患儿、出血点不明确及鼻后部出血者尚无法施行该方法，目前该局部注射法还不能使所有病例根治。

HHT是由遗传缺陷造成小血管壁平滑肌发育不全、缺如或相互不连续、基底膜迂曲、疏松或断裂，致使血管壁菲薄，呈窦状扩张，因此在血管位置表浅、保护作用差且易受外伤的鼻中隔前下区等部位最易引起出血。5%鱼肝油酸钠是一种较好的血管硬化剂，药理研究表明它可使血管内血栓形成和诱导血小板聚集,故能促进止血。对 HHT 所致鼻衄的止血作用可能是通过以下机制实现的:注射时,药液压迫出血点,继之,使局部组织肿胀,血管内血栓形成;进一步血栓机化,血管封闭或因周围纤维组织增生而加固,局部组织纤维化。电镜检查结果支持这一观点。

此外,在处理本病中以下几个问题需注意。

(1) HHT 所致鼻衄多随年龄增长而加剧,早期病损少,治疗方便,止血效果也好,故应争取及早诊治。既往许多患者常因医生对本病缺乏认识而延误治疗时机,本组 8 例从发病到确诊平均达 30 年。因此对耳鼻喉科医生来说,凡遇到无凝血障碍而发生长期不明原因的反复严重鼻出血时,就应考虑本病可能,需详问家族史及寻找皮肤黏膜的典型病损。

(2) 患者血管壁薄、易破裂,故作填塞止血时动作要轻柔,不然会加剧出血,以用抗生素软膏纱条或水囊为宜。

(3) 消化道出血是常见的并发症,本组有 3 例发生。须与因鼻血下咽引起的呕血、便血相鉴别,其要点为:①无消化道溃疡病史;②鼻衄已基本止住,失血状况仍在进行性加重,与鼻衄的失血量不符;③便血时不伴腹痛,便出的血色较鲜,非柏油样。合并消化道出血时,宜请内科医生会诊,以协助处理。

(张重华)

◈ 十二、扶正补虚法治疗儿童免疫性疾病

吾师张重华教授常讲,临床上有一类随着儿童生长发育而有自限性的疾病,如腺样体肥大、扁桃体肥大、慢性扁桃体炎等,通常无须手术,可采取观察与等待(wait & watch)的方法,适当

应用药物以控制症状。根据"缓则治其本"的原则,对此类随着患儿年龄增大免疫力逐渐增强而症状减轻或消失的儿童免疫性疾病,应充分发挥中医优势,平素以整体调治、扶正培本为主,注重增强患儿体质,提高免疫力,减少疾病发作及预防复发。对张师的看法我高度认同,因为在我个人的临床诊疗中,儿童患者占有非常大的比重,多为喉源性咳嗽、腺样体肥大、变应性鼻炎、鼻窦炎、慢性扁桃体炎等,有相当一部分是术后复发求治中医治疗的,对于这部分患者中医中药治疗效果颇佳。兹举病案如下。

患儿凌某,女,4岁半,家长发现孩子夜晚睡觉时打鼾伴张口呼吸4个月。曾去4家正规医院就诊,诊断为儿童腺样体肥大90%,分别应用抗生素、雾化吸入、免疫调节剂等多种治疗,疗效不好,仍反复发作,并逐步加重,被建议手术治疗,但家长担心全身麻醉和手术会给患儿带来不良反应,希望保守治疗,故寻求中医治疗。询问既往史,患者进入幼儿期后曾发生慢性湿疹,现在基本恢复,但近2年经常出现"感冒"症状,而且每次输液包括使用抗生素治疗等效果均欠佳,每次发作要持续半个月以上,有时还合并咳嗽。查体:鼻腔黏膜和下鼻甲苍白水肿,鼻腔内大量水样分泌物,咽扁桃体Ⅱ度肿大,符合典型变应性鼻炎和扁桃体肥大表现;鼻咽侧位片显示:腺样体重度肥大,堵塞90%;血常规:无异常;过敏原检查:总 IgE>200;粉尘螨抗体:1.7。舌淡苔薄白,脉细缓无力。西医诊断:变应性鼻炎,腺样体肥大,扁桃体肥大。中医诊断:鼻窒病,证属表虚不固、肺脾气虚、痰浊凝结。治宜固表益卫,益气健脾,化痰散结。处方:炙黄芪10g,太子参6g,白术6g,防风3g,辛夷3g,白芷3g,茯苓6g,甘草3g,陈皮6g,法半夏6g,玉米须6g,浙贝母6g,僵蚕3g。7剂,每日1剂水煎服,分早晚2次温服。

治疗1周后复诊:打鼾症状明显减轻,以上方为基础加减继续治疗1个月后,症状完全缓解,用补中益气颗粒和玉屏风颗粒巩固治疗,在第2个月感冒后有轻微反复,随着感冒的控制,症状很快消失,治疗3个月后复查发现腺样体肥大缩小到60%,没有打鼾症状,继续巩固治疗中,病情稳定。

笔者按 中医学认为,儿童腺样体肥大与肺脾气虚、痰浊凝结有关。鼻咽为清空之窍,为肺所主;肺主气,主卫外,肺气充沛,气机宣畅,则清窍利;脾为气血生化之源,后天之本,脾气健旺,升清降浊,则清窍通利。若肺脾气虚,则痰湿内生,凝结成块,形成腺样体肥大,壅塞清窍,引起睡眠打鼾、张口呼吸等病症。因此,在治疗方面,以中医辨证论治为主,一般以益气健脾、化痰散结为主要治法,张师常用玉屏风散合六君子汤等扶正补虚方剂为主,同时结合患者兼症进行必要的药物加减。患儿大都在服药2周时就能取得明显疗效,临床症状减轻;坚持一二个月的治疗后,复发率显著降低;此外,常见的一些伴随症状,如多汗易受外感、食欲不佳、睡眠不宁、鼻塞、耳闷等症状也都随之明显好转或痊愈,一方面可使患儿免于手术之苦,减轻了患儿及其家属的经济及心理负担,另一方面又改善了患儿体质,利于其生长发育。张师还发现,腺样体肥大和变应性鼻炎、鼻窦炎以及儿童多动症似乎有着某种关联,建议我尝试这方面的课题研究。

(马胜民)

第五章

医 案

◈ 一、鼻病

(一) 鼻衄

病例 1:周某,男性,57 岁。左侧大量鼻衄 3 天,行鼻腔及后鼻孔填塞共 9 天,在急诊室留察数天。出院后不到 1 周复发大量鼻衄入院。行前后鼻孔填塞后仍有阵发出血,鲜血从右前鼻孔及左眼角溢出。自觉升火,口干,大便难。舌红、苔黄糙,脉弦数。证属肝火上逆,迫血妄行。治宜丹芍茅花汤去白茅花,加生地 30 g,代赭石 30 g(先),制军 9 g。首剂服后半日,升火感明显减退,次日大便行,出血遂止。药后 5 天抽净填塞物,随访无复发。

病例 2:段某,男性,13 岁。左侧上颌窦穿刺致反复大量鼻衄 3 天,发生休克而住院。行前后鼻孔填塞后,眼角及前鼻孔尚有渗血,输血 400 mL。血红蛋白仅 86 g/L。精神委靡,舌干红,脉细弱。证属外伤阳络,阴血丧失过多致血脱。予丹芍茅花汤加生地 15 g,蒲黄 9 g(包),代赭石 30 g(先),另参三七粉吞服。3 剂后改加炒当归。1 剂血止,面色日见红润。1 周后复测血红蛋白 100.7 g/L。顺利抽去填塞,无复发。

病例 3:宿某,男性,25 岁。右侧大量鼻衄 1 天,已行右前后鼻孔填塞,仍有出血,同侧颈外动脉已在 1 年前因大量鼻衄而结扎。证见鼻衄不止,色鲜红,量多,伴口干,怕热,面赤,大便秘结。舌质偏淡,尖起红刺,苔薄黄,脉实数。证属实热内壅,血热妄行。治宜清热泻火,凉血止血。予泻心汤加味:川连 3 g、黄芩 9 g、制大黄 9 g、丹皮 9 g、川牛膝 9 g、侧柏叶 9 g,连服 7 剂,1 日内血止,6 日撤尽填塞物,未再出血。

病例 4:范某,男性,40 岁。因左侧反复大量鼻衄 1 周,前后鼻孔填塞未止入院。有高血压及长期酗酒史。入院后去除填塞,2 次在鼻内镜下射频凝固止血,仍有阵发性鼻衄。证见心烦内热,时有升火感,口干苦,腰酸耳鸣,大便不通。舌红边剥,苔根薄黄腻,舌下脉曲张,色青紫,脉弦带数。证属肝肾不足,虚阳上亢,血瘀内热。治宜壮水之主以制阳光,平肝潜阳,活血凉血以止血。予"丹芍茅花汤"加减:生地 30 g,麦冬 12 g,丹皮 9 g,黄芩 9 g,赤、白芍(各)9 g,仙鹤草 30 g,茜草 6 g,旱莲草 12 g,代赭石 30 g(先煎),钩藤 9 g(后下),血余炭 9 g,淮山药 15 g。5 剂。未再出血,出院后继服中药 4 周,3 个月后随访无复发。

笔者按　丹芍茅花汤是张重华老师临床治疗鼻衄的常用验方,该方源于其恩师张赞臣先生。方中丹皮善清血热又活血,血热得清不致妄行,血道畅通而不留瘀,且虚热、实热均能应用;白芍苦酸、微寒,长于养血敛阴,平抑肝阳,与丹皮相配,气血并调,对肝经郁热重之出血尤为相宜。此两药虽非直接止血之剂,但既能和血,又能行血,敛而不滞,凉而不遏,祛瘀生新,引血循经,实治出血之本。黄芩善消肺热而止血;白茅花长于疗肺火上升迫血妄行之鼻衄,配蚕豆花凉血收涩止血,相互有协同作用;仙鹤草收敛止血,并有养血强身作用;旱莲草凉血止血、养阴益肾,两者合用,止血而兼补虚,对鼻衄致阴血丧失的症情颇为合适。根据发病的原因、病程的久暂、患者的年龄、体质的差异、发病季节的不同等,主要按"八纲""脏腑"仔细辨证后制方。根据体质用药,防止偏性,注意适度,避免过犹不及、顾此失彼,例如过用寒凉药泻火会伤中阳、过用收敛止血药加重血瘀,应做到酌情而用,适可而止。由于每个患者情况各不相同,临床结合辨证加减是必要的。

我在跟师过程中,感受到张师不仅认真继承张赞臣先生的宝贵经验,努力做到"师其意而不泥其法",不是生搬硬套,满足于抄录几张验方,而是通过在临床实践中细心领会,还有所发展。如张师在"活血止血、祛瘀止衄"治疗思想的指导下,创制了治疗鼻衄的验方"祛瘀止衄汤"方,用药则根据张赞臣先生的经验,尽量少用三棱、莪术等攻逐破瘀药,而多用丹参、丹皮、蒲黄、生地、茜草、血余炭等和营活血之剂。除此之外,我觉得张师在师承方面有两点比较突出:一是较好地贯彻赞老重视扶正、特别是固护脾胃的用药原则,处方中常配伍山药、茯苓、白术等健脾药及佛手等不伤阴的理气药,以监制治鼻衄方中苦寒的清热药及滋润的养阴药碍胃之弊,所以即使长期服他处方的患者,药后出现不良反应的人很少,患者比较乐意接受。二是较好地发扬了赞老生前教导的"为医首重医德"的思想。表现在张师处理鼻衄患者时,尽量不选用不易买到的药、冷僻药和昂贵药,处方后还耐心的将煎法、服法、注意事项向患者宣讲。他说:鼻衄是急症,严重的会有生命危险,如果让病家为配全处方到处奔走就会耽误治疗时机;患者也会因为少了一味药未能配齐处方而产生思想负担,影响疗效的发挥;用药见效与否,重在对症,不在贵贱,何必为了炫耀医技徒增患者的经济负担。从这些小处体现出老师不忘师训、处处为患者考虑的高尚医德,所以他一直深受病家的信任,提高了患者的依从性,也相应促进了这些慢性病疗效的提高。

(臧朝平)

(二) 鼻鼽

病例1:张某某,女性,62 岁。2018 年 7 月 5 日,以舌痒、肿胀 10 余年为主诉前来求治。患者自诉自 2005 年起开始有舌痒、肿胀感,似乎有 2 个舌头,影响进食。其间曾多次使用口服激素、抗生素等西药治疗(具体药名不详),症状能够得到短期缓解,但经常反复发作,非常痛苦。同时伴有鼻痒、耳道痒数十年,时有喷嚏发作。抱着试一试的心态,前来我科就诊。既往血脂偏高,血黏度高,有颈椎病,未用药物治疗。专科检查:双鼻黏膜淡红,双下甲轻度肿大,鼻道洁。双耳道畅,外耳道皮肤有增厚,鼓膜完整。舌淡边有齿痕,舌下脉张,舌底无红肿;脉细。中医诊断:鼻鼽,证属肺脾气虚。西医诊断:变应性鼻炎。治法:益气固表、扶正止鼽,佐以活血祛瘀。处方:扶正止鼽汤加减(黄芪30 g,炒白术 12 g,防风 9 g,山萸肉 12 g,淫羊藿 12 g,蝉衣 12 g,广地龙 12 g,葛根 15 g,丹参 10 g,鸡血藤 30 g,生山楂 20 g,广郁金 30 g,甘草 5 g),14 剂,水煎服。

二诊,服药2周,症状明显减轻,仍时有舌痒、耳痒。因出差在外,故由当地医生代为抄方,继续服用上方14剂。

三诊,服药至21剂时,打喷嚏、清涕已完全控制,舌痒肿胀不复存在。但觉口咽干燥,鼻干,影响睡眠。在外院检测血糖、血脂及免疫学指标(不详),均无明显异常,经内科医生诊治排除干燥综合征。纳可,大便偏干燥。检查见咽后壁少许淋巴增生,咽腔狭窄,舌质红、舌下脉仍张,脉弦。双鼻(-)。考虑患者精神比较紧张,黏膜干燥,给予谷维素、多维片(维康福)对症治疗,复方薄荷油、林可霉素滴鼻缓解鼻干不适,中药立法养阴利咽、生津润燥,予养阴利咽汤〔南北沙参(各)9g,百合12g,生白芍10g,天花粉10g,生白术20g,葛根15g,丹皮9g,丹参9g,山药30g,知母10g,五味子9g,广郁金20g,合欢花10g,甘草5g〕,7剂。

四诊,服上药7剂后自觉口咽干燥明显减轻,晚上已能正常睡眠,做深呼吸时仍有咽干感,大便还偏干,纳食可。检查见舌质暗红,苔薄黄偏燥,舌下脉张,脉细弦。三诊时方去丹皮和丹参,加当归15g、生地15g、麦冬12g;原天花粉改12g,生白术改30g。服用14剂后随访,鼻、咽干燥不适已基本痊愈,遂给予麦冬、薄荷、玉蝴蝶、银花(各)2~3g,平素泡茶饮用。患者自述此前从来不信中医,但经过此番诊疗,相信中医中药是真的有用、有效果。之后电话随访2个月,患者鼻、咽均未有不适。

病例2:聂某,男性,16岁。

初诊,2009年7月25日。鼻痒、多打喷嚏、清涕频发3~4年。眼痒,纳呆,人轻怕冷,汗不多。检查:鼻腔黏膜淡红,舌淡胖,脉弦。诊断:鼻鼽(肺脾气虚)。治法:健脾益气,扶正止鼽。处方:炙黄芪30g,炒当归6g,炒白术10g,党参12g,山萸肉

12 g,五味子 4.5 g,淫羊藿 12 g,淮山药 20 g,蝉衣 10 g,谷麦芽（各）10 g,大枣（劈）3 枚,桔梗 3 g,炙甘草 3 g。14 剂。

二诊,服药 14 剂,症状明显好转,清涕止,仍有少量打喷嚏。上方炒当归改 9 g。28 剂。

三诊,服药 28 剂,症状基本消除,嘱患者避免辛冷刺激之品,平时生活避免灰尘。

病例 3：徐某,男性,15 岁。因交替性鼻塞反复发作 5 年前来就诊,伴鼻痒、打喷嚏、流清水涕,早晚发作甚,有明显季节性,秋冬季节多发。检查示双鼻黏膜淡紫。平素畏风怕冷,易患感冒；面色苍白,出汗多,气短乏力。舌淡,苔薄白,脉细弱。证属肺气虚寒,风邪易侵,上犯鼻窍。治宜益气固表,祛风止衄。处方：黄芪 30 g,炒白术 12 g,防风 9 g,山萸肉 9 g,淫羊藿 12 g,蝉衣 9 g,辛夷 4.5 g,丹皮 6 g,广地龙 10 g,炙甘草 3 g。14 剂。西药用地氯雷他定片、滴鼻 3 号（院内制剂）、布地奈德鼻喷雾剂以迅速缓解鼻痒、打喷嚏、流涕、鼻塞等症状,以治其标。2 周后复诊,患者临床症状基本控制,鼻甲缩小,舌脉平,予玉屏风冲剂每日 2 次,每次 1 包,巩固疗效。随访半年无复发。

笔者按 变应性鼻炎属中医"鼻鼽"的范畴。张师从长期临床实践中体会到：鼻鼽除外肺气虚寒、卫表不固、风寒乘虚而入、循经上犯鼻窍而致外,许多患者临床常见喷嚏频作,大量清涕,鼻腔黏膜苍白水肿,多数患者平时特别怕冷,倦怠乏力,食少便溏,四肢不温,腰膝酸软,夜尿频多,小便清长,舌淡,苔白,脉沉细这些表现,以及有长期应用激素和抗过敏药物史,符合脾气虚弱、肾阳不足、水湿上犯鼻窍之征象,中医辨证当属肺、脾、肾三脏功能失调。治需重点加强温补脾肾,肺、脾、肾同治。经多年临床实践、反复验证,创制了验方"扶正止靅汤",该方温肾健脾、益气固表、疏风宣肺、收敛固涩,临床疗效良好,且对顽固性病例更显治疗优势。

病例 1 过敏体质,突出表现在口咽、舌部,故有重舌之感。误以为系口腔舌底黏膜炎症所致,而使用抗生素、激素等药物治疗,虽有所缓解,但未切中病情,故疗效不佳。经仔细询问病史、明确诊断后,进行辨证用药,故效如桴鼓,超出意料。无论中医还是西医,在临证诊疗用药时,明确诊断才是关键。此外,患者用药后出现干燥不适,综观原方药,虽有炙黄芪、炒白术、山萸肉、仙灵脾性质温热之品,但亦有丹参、广郁金相为制约。故而患者主诉口咽干燥,可能与其本身咽部黏膜的慢性炎症有关,同时也提示我们在运用扶正止靅汤时,须根据患者体质仔细斟酌,注意预防药物或有偏于温燥之虞。

病例 2 及病例 3 均表现为典型的鼻靅症状,辨证以肺脾肾阳气虚寒为本,采用张师验方扶正止靅汤加减,其中黄芪益气固表,配防风温散风邪,白术使脾运得健,气血得充,肺得濡养;山萸肉、淫羊藿温肾助阳,收敛固涩;辛夷宣通鼻窍;蝉衣疏风散热,佐丹皮共奏祛风凉血止痒之效。因药证相符,故效如桴鼓。此外,如患者来诊时处于变应性鼻炎的急性发作期,可适当投予西药以迅速缓解症状,如此中西药物互补,既能快速控制病情,又能调整和改善体质,减少疾病复发。

(李艳青 马胜民)

（三）鼻渊

病例 1：陈某，男性，43 岁。初诊 2002 年 7 月 24 日。

患者鼻塞，流腥臭浊涕反复 20 余年，涕多，常倒流入喉，伴头晕、头痛、痰黄、体倦。外院鼻窦 CT 检查显示：多发性鼻窦炎。检查：双侧鼻腔黏膜红肿，中鼻甲息肉样变，嗅裂见黏脓稠涕，舌红，苔黄厚腻，脉弦滑。诊为"鼻渊"，证属痰湿滞留之鼻窦蓄脓证。治宜逐渊汤出入。处方：生黄芪 30 g，炮山甲 9 g，皂角刺 9 g，藿香 9 g，陈皮 9 g，重楼 9 g，丹皮 9 g，白芷 6 g，薏苡仁 30 g，桔梗 4.5 g，山楂 9 g，生甘草 2.4 g。服 7 剂后症有好转，苔腻有化，转薄黄略干。原方去炮山甲、山楂，加天花粉 12 g，炒白术 9 g，又 14 剂。头晕、头痛明显好转，涕减痰少，再以上方去重楼、白芷，加制黄精 12 g，服 21 剂后症消。

病例 2：毛某，男性，52 岁。初诊 2013 年 4 月 18 日。

左侧鼻塞、流黄稠涕已 3 年，伴额痛，口苦咽干，耳鸣目眩，怕热寐差，易怒，平时血压偏高。鼻窦 CT 检查显示：左上颌窦、筛窦黏膜增厚，伴液平。检查见鼻黏膜充血，左侧中鼻甲红肿明显，中鼻道内有黏性分泌物，左颧面、内眦间均有压痛，舌红，苔微黄，舌下脉略张，脉弦滑。诊为"鼻渊"。证属肝胆湿热。治宜疏肝利胆，化湿通窍。龙胆泻肝汤合逐渊汤化裁。处方：龙胆草 6 g，山栀 9 g，柴胡 6 g，黄芩 12 g，土茯苓 30 g，皂角刺 9 g，薏苡仁 30 g，藿香 9 g，桔梗 4.5 g，白芷 6 g，路路通 9 g，生甘草 2.4 g，每日 1 剂。7 天后鼻塞、头痛缓解，舌略转淡。去皂角刺、山栀，再进 14 剂，诸症告退，复摄鼻窦 CT 片显示：左上颌窦液平消失，鼻窦黏膜肥厚明显改善。

笔者按 鼻渊是常见的鼻科疾病,并且在临床多发。患者常伴有头痛、鼻塞、嗅觉减退等症状,特别是处于急性发作期的患者,主诉往往很痛苦,头痛、脓涕频作,以致不能集中精神,严重影响工作、学习和生活。中医药治疗鼻渊,对缓解症状有着确切的疗效。特别适用于 CT 片确诊后,希望保守治疗而自身鼻窦引流尚好的患者,也适用于慢鼻渊的急性发作期。相比西医手术治疗,中医药有着价格低、创伤小、患者易于接受等优点。张重华教授根据多年临床经验,结合正确辨证、患者自身情况,从整体出发,着眼于证与症,归纳出鼻渊治疗以扶正培本为主,以益气健脾、化湿消痈、托毒排脓为原则,内外结合,诸多鼻渊之难疾屡屡奏效。

病例 3:李某,男性,17 岁。初诊 2010 年 12 月 5 日。

鼻塞、流大量黄稠鼻涕已 5 年,近 2 年症状加重。伴头胀痛、嗅觉减退,身体耐力差,经常感冒,又因学习压力重,每天要半夜后才能入睡,早上起不了床,纳呆、便秘,伴有胸闷、憋气、咽部干痛或堵塞感,常感觉有黏痰难以咯出,严重影响正常生活及学习,在天津及北京多方就医未愈,经人介绍来我处就诊,要求中医药治疗。由网上传来病史资料,包括鼻窦 CT 片、舌象及舌下脉图像、脉象。鼻窦 CT 检查显示:双侧筛、上颌窦炎,右中、下鼻甲肿大,中鼻道堵塞;舌苔白腻,边见齿印,舌下脉明显青紫曲张。诊断:①中医:鼻渊(脾虚肝郁);②西医:慢性鼻窦炎。辨证:因长期学习压力过重及不健康生活习惯造成体质亏虚,脾失健运,痰湿内蕴,鼻窦蓄脓之"慢性鼻渊",并兼有肝郁气滞所致的"郁证"和"痰湿喉痹"。治宜健脾化痰湿、活血化瘀,兼疏肝解郁。处方:藿香 9 g,陈皮 9 g,炒白术 12 g,薏苡仁 30 g,生黄芪 30 g,皂角刺 9 g,天花粉 10 g,鱼腥草 15 g,丹皮 9 g,浙贝母 10 g,广郁金 12 g,合欢皮 10 g,桔梗 5 g,生甘草 3 g。7 剂。

二诊(2010 年 12 月 14 日),电话随访,服药 1 周后头昏胀感已消,鼻通气及睡眠改善,但脓涕量反有增加,胃纳仍差,传真图像:舌尖红,舌下脉稍变淡,舌根有少量薄黄苔,略腻。原方加鸡血藤 15 g、炒谷麦芽(各)30 g。10 剂。

三诊(2010 年 12 月 23 日),药后脓涕量减,仍有间歇鼻塞,夜寐欠安,胃纳一般。初诊方加路路通 9 g、淮小麦 30 g、炒山药 30 g。10 剂。

四诊(2011 年 1 月 3 日),药后鼻通气好转,脓涕明显减少,但难擤出。询问患者:知其生活仍不规律,喝水少,不喜欢吃蔬菜,爱吃洋快餐及冷饮,口唇常干裂。三诊方去藿香、陈皮、白芷,加白茅根 9 g、百合 12 g,天花粉改为 12 g,炒白术、炒山药均改生用。14 剂。

五诊(2011 年 1 月 25 日),患者在寒假由其母陪同来沪就诊一次,除鼻部间有通气不畅及少量白色黏涕,咽部有时有发干、毛糙感外,已基本正常,自觉体质有所增强。局部检查:鼻黏膜慢性充血,鼻甲无明显肿大,各鼻道未见脓涕或干痂,咽后壁淋巴滤泡增生,咽侧索增厚,表面无分泌物附着,舌尖见红刺,舌质偏红,舌苔薄黄,前半部苔较少,舌下脉轻度扩张,颜色不深,脉细弦带滑。2011 年 1 月 26 日复查鼻窦 CT 片示:双侧鼻窦腔透光良好,鼻甲较前缩小,鼻道无堵塞。考虑到患者性格偏内向,神情较紧张,故向患者及其家属说明病情已近痊愈,让其放心,鼓励其对彻底战胜疾病建立信心,并教其作鼻旁按摩的自我保健和摄生方法。建议继续服用一段时间中药,以巩固疗效。

四诊方加川连 6 g、川芎 9 g、徐长卿 10 g(后下)。14 剂。

回家后又在网上联系 4 次,以基本方:鱼腥草 20 g,浙贝母 12 g,天花粉 10 g,粉丹皮 9 g,生黄芪 30 g,生山药 30 g,仙鹤草 12 g,佛手片 9 g,广郁金 12 g,合欢皮 10 g,桔梗 5 g,生甘草 3 g 加减,继服中药约 3 个月(期间因腹泻停药)。2011 年 6 月 27 日电询其母,得回复:目前鼻部症状已不明显,身体调节能力有所增强,已停服中药近 1 个月,情况良好,想过了热天再进行中药调理。嘱其趁暑假充分放松精神,保持健康生活习惯,适当运动,坚持每日早晚自我保健按摩,以增强体质,避免复发。

> **笔者按** 鼻窦炎和情绪有关吗?一般来说情绪不好不会引起鼻窦炎,但是在临床上我们常常看到一些抑郁症患者,注意力过分集中于鼻窦炎上,把一分症状放大到十分,故感到身心俱创,生不如死。从这点上来讲,鼻窦炎和情绪有一定的关系。故遇到这类患者,在原来治疗鼻窦炎的方药中加入具有平肝解郁作用的药味,如合欢皮、广郁金等,常常能取得满意的疗效。

(罗建敏 臧朝平)

(四) 嗅觉障碍

病例 1:方某,女性,38 岁。初诊 2015 年 3 月 21 日。

主诉感冒后嗅觉逐渐减退 12 年。患者于 12 年前一次感冒后,出现嗅觉逐渐减退,并未进行系统治疗。1 周前就诊于本院普通门诊,给予口服泼尼松片,20 mg,每日 1 次;布地奈德鼻喷剂喷鼻,每日 1 次;地塞米松麻黄素滴鼻液滴鼻,每日 1 次。用药 2 周后,嗅觉无明显改善。患者遂求治于我院张重华教授。刻下症见:嗅觉完全丧失。患者平素体质虚,易感冒,常便秘。检查:双鼻黏膜淡红,双下鼻甲不大,鼻道畅。舌质淡红边见齿痕,舌下脉青紫、曲张,脉虚细。鼻内镜及鼻窦 CT 检查均无明显异常,排除因阻塞性、颅内肿瘤原因所致。T&T 嗅觉计测试嗅觉功能,检测结果为:5 度(完全丧失)。诊断:①中医:失嗅(脾肺气虚)。②西医:感觉神经性嗅觉障碍。治疗:鼻腔局部外用药物同前,在此基础上,注射双侧迎香穴,药物选用甲钴胺注射液(每支 1 mL)。注射方法:先选穴定位,后直刺进针,提插捻转待有酸麻沉胀得气感觉、抽吸无回血后,将药液缓慢注入穴位。每次每侧注入 0.5 mL,两侧共 1.0 mL。穴位注射隔日 1 次,每周 3 次,10 次为 1 个疗程。同时配合鼻旁双迎香穴按摩,每日自行嗅觉训练(闻麻油、香水、酒精、臭豆腐,每次每种味道闻 3~5 秒,休息 1 分钟再闻下一种味道,每日早、中、晚共训练 3 次),长期坚持。

二诊(2015 年 3 月 28 日),患者在第 2 次穴位注射后,嗅觉开始有所恢复,能辨别酒精气味,但不灵敏。继续治疗,辨证给予益气升清、宣肺通窍中药,用张师验方"促嗅汤"加减口服,即黄芪 30 g,生白术 30 g,生白芍 12 g,川芎 10 g,葛根 12 g,干荷叶 9 g,山萸肉 12 g,香附 6 g,牛蒡子(打)9 g,桑白皮 10 g,桔梗 5 g,炙甘草 3 g。

三诊(2015 年 4 月 21 日),治疗 1 个月后患者自述嗅觉灵敏度明显提高,厕所的臭味、洗漱品的芳香味均能嗅到。T&T 嗅觉计测试嗅功能:3 度(中度损害)。继续采用上述中、西药物及穴位注射,巩固疗效。

随访:2 个月后患者嗅觉仍然保持,嗅功能检测为 3 度。患者对治疗效果非常满意,遂停止治疗。3个月后对患者电话随访,嗅觉维持治疗后的水平。

笔者按 嗅觉障碍是耳鼻咽喉科的常见症状,属中医学"失嗅"的范畴,迄今仍缺乏满意的治疗手段。张师多年来,采用内服验方促嗅汤,联合水针、针刺等方法治疗该病,取得了较好的临床疗效。成人嗅觉障碍最常见的原因是上呼吸道感染(如感冒)。上述病例的嗅觉障碍即是在一次感冒后逐渐发生,在给予常规西药治疗后嗅觉无明显改善,我们遂采用水针双侧迎香穴联合促嗅汤进行综合治疗,最终使患者的嗅觉得到了明显恢复,疗效满意。类似的病例有很多,说明张师倡导的中西医结合、内外并治的嗅觉障碍治疗方案,极大地提高了该病的临床疗效和患者的满意度,值得重视及推广。

病例2:卢某,男性,35岁。初诊2019年3月15日。

主诉鼻痒、打喷嚏10年,伴嗅觉减退。患者有变应性鼻炎史10年,鼻痒、打喷嚏、流清水样鼻涕,鼻塞,每次用激素类喷鼻剂及抗过敏药物治疗,有所缓解,但很快复发,逐渐鼻塞持续加重,嗅觉减退,香臭不闻,头痛头晕。无哮喘发作,过敏源检测(一)。在南京中医药大学中药调理近半年无效。CT摄片显示双侧鼻窦炎。检查:双侧鼻黏膜慢性充血,鼻中隔左偏。嗅觉无法检出(分别为醋、麻油、酒精、香水)。舌暗胖,苔薄黄,舌下脉轻张,脉弦细。诊断:鼻鼽,失嗅。处方:鼻腔局部外用糠酸莫米松、地塞米松麻黄素喷鼻,口服盐酸左西替利嗪(优泽)和泼尼松。具体用法:5 mg,每日3次,5天;每日2次,5天;每日1次,

5天。2周后随访。

二诊,自述用药3天后嗅觉逐渐恢复,通气改善,无头痛、头晕,按照医嘱服用2周。检查:鼻黏膜充血,下鼻甲轻度肿胀,鼻道(一)。嗅觉均能分辨。舌脉同前,嗅觉已经唤醒,继续给予泼尼松减量服用,具体方法:5mg,每日3次,2天;每日2次,3天;每日1次,4天;隔日1次,5天。2周后随访。

三诊,嗅觉完全恢复,并未出现反复。处方:促嗅汤加减。黄芪30g,炒白术15g,防风9g,炒山药15g,荷叶12g,石菖蒲6g,山萸肉12g,炒白芍10g,路路通9g,白芷6g,佛手6g,炙甘草3g。14剂,每日1剂,水煎服,早晚分服。维持治疗2周。随访3个月,未出现反复,宣告治愈。

笔者按 张师中西医结合治疗嗅觉障碍经验丰富。如小剂量激素能够唤醒嗅觉,加服中药验方促嗅汤逐步替代激素;促嗅汤作为张师治疗嗅觉障碍的基本方,其组成为炙黄芪30g,白术30g,白芍12g,山药30g,山萸肉12g,淫羊藿12g,葛根12g,桑白皮10g,路路通10g,荷叶9g,桔梗5g,炙甘草3g。其中黄芪、白术、山茱萸为君药,益气健脾补肾;山药、淫羊藿助君药加强健脾补肾为臣药;荷叶清心火、平肝火、泻脾火、降肺火,葛根发散升清,白芍酸甘敛阴平肝,桑白皮宣肺平肝为佐药;路路通活血通窍,引药入经,为使药;全方共奏健脾补肾、宣肺平肝、升清开窍作用,对久病脾肾亏虚、升清失常、疏泄失职、清窍失养导致的鼻不能闻香臭效果较好。本案治疗突出张师衷中参西、整体调治的思想。用西医激素冲击疗法"唤醒"嗅觉,用中药维持。临床中如嗅觉障碍类疾病常常无证可辨,按照张师整体调治的理论,施行肝、肺、脾、肾、心五脏并调,五脏安则诸症消。

(李艳青　马胜民)

(五) 其他鼻腔、鼻窦疾病

1. 鼻内翻性乳头状瘤

黄某,女性,17 岁。初诊 2009 年 3 月 12 日。

右筛窦内翻性乳头状瘤反复发作,共行 3 次手术,近次手术在上月底。鼻通气可,涕不多。人怕冷,月经周期长,痛经轻。检查:术腔光滑,未见明显新生物,面色偏黄,精神可,舌暗胖,苔薄黄,脉细弦。诊断:①中医:鼻罩;②西医:鼻内翻性乳头状瘤。证属肺、肝、脾功能失调,由于肝气不舒,木不疏土;肺脾气滞,血瘀痰凝,日久形成赘瘤。治宜疏肝解郁、益气健脾、理气化痰、软坚散结。处方:鱼腥草 15 g,浙贝母 9 g,生黄芪 30 g,皂角刺 9 g,天花粉 10 g,薏苡仁 30 g,炒荆芥 9 g,仙鹤草 30 g,山萸肉 12 g,制香附 9 g,山慈菇 6 g,白花蛇舌草 12 g,桔梗 4.5 g,生甘草 3 g。

二诊,服药 28 剂,药后胃无明显不适,无血涕,仍有脓涕倒流。上方去山慈菇,加仙鹤草 30 g、徐长卿 9 g、生白芍 9 g。

三诊,服药 28 剂,涕不多,仍有痛经,舌尖红,苔薄黄,脉细弦。上方去徐长卿、皂角刺、生白芍,加半枝莲 15 g、刘寄奴 9 g。

四诊:上方连续服药 3 个月,停药后半年(2010 年 3 月)复诊,鼻内翻性乳头状瘤未复发。

笔者按　中医理论认为，人是一个统一的整体，鼻内翻性乳头状瘤的发生也是人体脏腑功能失调在局部的反映，所以在对它的治疗时一定要有整体概念。已故中医喉科老前辈张赞臣先生认为，本病属"鼻蕈"，它的形成主要责之于肺、肝、脾的功能失调，治疗当以疏肝解郁、益气健脾、理气化痰、软坚散结为主要原则，扶正与祛邪并举，着力于调整脏腑内在功能，并根据不同的证型辨证施治，如肝郁者须疏肝解郁，脾虚者须扶脾，肺脾气虚者以培土生金为宜，风邪郁结、肺失清肃当清热宣肺、祛痰散结。上方中山慈菇、炒荆芥、仙鹤草是张赞臣先生的特色用药。山慈菇具有清热解毒、消痈散结的作用，《本草正义》谓其"能消坚消结，化痰解毒，其力颇峻"，故长于消瘤；配浙贝母、天花粉化痰散结的功效极佳；荆芥疏风解表，实质是散瘀血破结气的良药，《本经》言其能"主……瘰疬生疮，破结聚气，下瘀血"，炒用则减其发散之力；仙鹤草能调补气血，常为止血之药，又有补气作用，民间称其为"脱力草"，张赞臣先生根据文献记载，认为有消瘤作用，如《伪药条辨》谓其能治"痈肿、瘰疬"，故仙鹤草又能祛瘀散结，善于攻坚，可用于治肿瘤，在本病用之，有补气消瘤的双重作用。对此病的治疗，张重华老师在临证时常加用白英、生苡仁等，且重用黄芪，可加强扶正消瘤的作用，攻补兼施。

2. 急性额窦炎合并眶骨膜下脓肿及波特瘤

患儿，女性，10岁，主诉"左侧头痛，左眼眶、额部肿胀、压痛伴发热1周"，于2004年3月18日急诊入院。患儿1周前突发

高热达 39 ℃,头痛,无鼻塞、脓涕,于外院行静脉点滴抗炎治疗
无效,左眼眶、额部肿胀逐渐加重,曾行左侧额部穿刺,抽出约
20 mL 咖啡色有臭味的脓液,后脓肿迅速复发。入院时查体:左
上下眼睑、额部红肿明显,皮肤温度高,波及左侧颅顶部、颞部皮
肤,皮下有波动感,左眼球活动好,视力正常。

　　入院诊断:左急性鼻窦炎伴眶蜂窝织炎,左额部及眶骨膜下
脓肿。入院后急行鼻外途径左额部骨膜下脓肿切开引流术,引
流出约 50 mL 咖啡色黏稠有腥臭味的脓液,脓液细菌培养结果
为化脓性链球菌。眶面部 CT 检查显示:左眼眶、颞顶部皮下、
上下眼睑和前面皮下弥漫性软组织病灶,符合眶蜂窝织炎;左侧
额窦、筛窦、上颌窦炎症。即以大剂量青霉素、磷霉素和甲硝唑
联合静脉滴注,第 2 天体温即降至正常,眼睑肿胀消退较慢,抗
感染治疗 2 周后左上睑仍充血、肿胀。遂行"内外联合进路,左
额、筛窦开放引流术"。先于鼻内镜下开放左侧上颌窦、前筛,并
在鼻内镜引导下从鼻外开放额窦,见额窦腔内积脓。在扩大额窦
开口后放入硅胶引流扩张管,术中分离眶顶壁骨膜。术后患儿局
部红肿减轻,抗生素亦逐渐减量。但术后第 6 天时再次出现高
热,左眼睑充血、肿胀,估计为额窦扩张管堵塞,抽吸无脓,遂拔除
扩张管,但仍无效。后行左上睑切开引流,引流出大量脓液,细菌
培养结果为 B 群链球菌。复用原抗生素,患儿体温仍波动在
37.5 ℃左右,上睑处每日仍可引流出少量稀薄脓液,左上眼睑红
肿不消退,经 10 余天抗感染治疗后无明显改善。再行"鼻外进路
左额窦探查术",术中见左侧额窦开口为瘢痕组织阻塞,额窦底壁
额窦开口,重置扩张管,术后静脉滴注去甲万古霉素。1 周后左上
睑局部红肿仍不退,脓液不止,每日体温仍波动在 37.5 ℃左右。

　　考虑患儿持续使用大剂量抗生素 1 月余,经多次手术及切

开引流,仍低热留恋,局部红肿不消、排脓不畅、脓液稀薄,虚弱多汗,舌质红、苔薄,脉细数。中医认为证属正气不足、无力祛邪的表现,当在清热解毒基础上,扶正培本、托毒排脓为治。方以小柴胡汤、透脓散、甘桔汤加减,予金银花、当归、生黄芪、柴胡、制半夏、黄芩、仙鹤草、玄参、皂角刺、桔梗、生甘草等,连服 5 剂,每日 1 剂,分 2 次口服。药后体温逐渐降至正常,但眼睑引流口仍有少许脓液,额窦引流管有少许血性分泌物流出,舌苔、脉象同前,大便偏干,上方去制半夏,加川芎、赤芍、丹皮、生地,连服7 剂后停用抗生素,拔除眼睑引流条后,切口愈合,观察数天体温正常,出院。出院时带回中药以善后:金银花、生黄芪、当归、赤芍、川芎、皂角刺、天花粉、薏苡仁、黄芩、茯苓、玄参、桔梗、生甘草,连服 28 剂。3 个月后随访,见其全身情况好,切口愈合好,左眼睑无充血、肿胀,左眼球活动及视力无碍,遂将其引流管拔除,随访半年无复发。

笔者按 鼻源性颅骨骨髓炎中最常见的是额骨骨髓炎,即波特瘤(Pott's Puffy tumor)。它是急性额窦炎的严重颅外并发症,常发生于 10～20 岁的患者,首先由波特(Pott)于 1760 年描述。患者常出现高热、头痛等症状,感染可波及额窦的前壁和后壁,并可向前扩散到前额部,形成骨膜下脓肿,在前额部出现典型的波动性肿胀;或向后扩散进入颅内,形成硬膜下脓肿。其主要致病菌是金黄色葡萄球菌、链球菌和厌氧菌。早期静脉应用足量广谱抗生素,并根据脓液的细菌培养结果调整抗生素;同时,外科手术充分引流及去除感染坏死骨质。而在有些困难病例,如本例患儿,经长期、足量、合适抗生素治疗和多次手术充分引流，仍热不退、肿不消、脓不净、全身状况虚弱时，可依据中医"扶正祛邪"的机制，根据证情采用中药全身调整、托补排脓等措施，以提高疗效。本例用小柴胡汤、透脓散、甘桔汤加减组方，方中黄芪、当归补气益血，合皂角刺、天花粉等取"透脓散"之旨；赤芍、丹皮、川芎凉血活血、祛瘀排脓；柴胡、黄芩、制半夏配伍金银花、玄参、生地等清热解毒，退往来之寒热，同时养阴生津，祛邪而不致伤正；桔梗化痰排脓；生甘草解毒及调和诸药，用药后很快热退、脓净，促使病程缩短，早日痊愈，充分体现了中西医结合在治疗急、难、重症方面的优势。

（臧朝平）

二、咽喉病

（一）梅核气、慢喉痹

1. 梅核气

病例1：黄某，女性，53岁。初诊2007年10月24日。

主诉咽喉异物感1年，加重1周。1年前重感冒后咽喉疼痛、发热，经当地医院治疗后疼痛、发热消除，但适逢其母去世及家庭纠纷，导致胸闷喉阻，逐渐感觉咽喉有异物黏附，咯之不出、吞咽不下，不影响饮食。曾口服抗生素、维生素、咽喉片、谷维素等未见效，1周前自觉病情加重。刻下症见：身体消瘦，面色苍白，双眼微红、下睑轻度水肿，时有嗝声。眠差、多梦，头昏，心胸烦闷，多食则腹胀，大便时稀时干、黏腻不爽，舌淡边有齿印,苔白薄腻,舌下脉轻张,脉弦细。查咽喉黏膜色淡红,双侧扁桃体Ⅰ°肿大,滤泡轻度增生,间接喉镜未见异常。诊断:梅核气。证属肝失疏泄,痰气互结。治宜行气解郁,健脾化痰。处方:半夏9g、厚朴9g、紫苏叶10g、茯苓9g、柴胡6g、太子参15g、炒白术12g、茯苓12g、百合12g、生白芍12g、绿萼梅5g、枳壳9g、广郁金15g、桔梗4.5g、炙甘草3g、山药20g、炒枣仁12g。14剂。

笔者按 本例患者情志不舒,胸闷喉阻,自觉喉中有异物黏附,咯之不出、咽之不下,进食、饮水不受影响,咽喉检查无器质性病变,"梅核气"诊断成立。治宜行气解郁,健脾化痰。方中半夏、厚朴、紫苏叶、茯苓取半夏厚朴汤之意以行气散结,降逆化痰,缓解咽部异物感;酸枣仁、百合缓肝养阴,宁心安神;柴胡、枳壳、郁金、绿萼梅增强疏肝行气之力,使情志得舒、心胸烦闷减轻;太子参、白术、山药健脾益气,护胃益肾,以固正气。全方配伍恰当,行气与解郁并行,健脾与化痰并重。

(罗建敏)

2. 慢喉痹

病例2:朱某,男性,83岁。咽喉干涩不适3年,常有刺痛,黏痰难咯,时有晨起干呕恶心,发声不扬,张口刷牙时明显,闻到刺激性气味容易呛咳,脘腹胀闷,纳可,眠差,二便正常。有糖尿病史20年,高血压病史25年,5年前行心脏支架介入手术。检查:咽后壁滤泡增生,咽黏膜慢性充血,干燥少津,咽反射增强,张口即呕恶,脉细软,苔白腻偏干。中医诊断:喉痹;证属肺燥伤津,脾胃失养,气滞痰阻。治宜润肺生津,健脾和胃,理气化痰。处方:浙贝母10g、瓜蒌皮10g、天花粉10g、茯苓15g、陈皮6g、桔梗6g、炒党参12g、炒山药15g、炒白芍10g、炒扁豆10g、煅瓦楞子15g、玉米须10g、炒麦冬6g、南北沙参(各)10g、百合10g、葛根15g、夜交藤15g、酸枣仁15g、甘草3g。7剂。

二诊,咽干、咽痛症状消失,干呕、恶心大减,其他症状也有不同程度减轻,滤泡未减,但色转淡黄。处方:上方加黄芩6g。7剂。

三诊,干呕、恶心已解,咽觉干涩,滤泡如前。改用益气健脾,润燥化痰法。处方:生黄芪15g,茯苓15g,半夏、厚朴花、浙贝母、白扁豆、南北沙参、白芍、甜杏仁、炙百部、炙枇杷叶(各)9g,桔梗6g,生甘草3g。每周复诊1次,基本守三诊方,前后共六诊,症状全平,滤泡消退。

笔者按 本例患者基础疾病较多,病情复杂,病机从肺燥伤津,脾胃失养,气滞痰阻认识。治宜润肺生津,健脾和胃,理气化痰。方中贝母、瓜蒌、天花粉、茯苓、陈皮、桔梗即为贝母瓜蒌散,润肺清热理气化痰;炒党参、炒山药、炒扁豆健脾益气;煅瓦楞子和胃;炒麦冬、南北沙参(各)、百合、炒白芍、葛根养阴生津;桔梗、甘草利咽止痛;夜交藤、酸枣仁养心安神;玉米须降血压、降血糖。三诊方中,生黄芪、茯苓、白扁豆益气健脾;夏枯草除痰散结;甜杏仁、浙贝母、百部、枇杷叶化痰;南、北沙参养阴润肺利咽喉;桔梗、生甘草利咽;半夏、厚朴花宽胸理气散结。

(马胜民)

(二) 烂乳蛾(急性扁桃体炎)

彭某,女性,21 岁。初诊 2008 年 6 月 19 日。

高热、咽部肿痛 2 周。始用青霉素静脉滴注治疗 3 天,症状加剧,后改用头孢曲松钠(罗氏芬)加甲硝唑静脉滴注 3 天,仍高热未退,体温 39.4℃,口服退热镇痛药因用之无效且咽痛不能进食已停用 3 天。患者自发病以来口渴欲饮,大便欠畅。检查:体温 38.6℃,咽部急性充血,双扁桃体(Ⅲ°)红肿,表面布满白色厚膜。面赤气粗、口唇干裂、表情痛苦;舌尖红,苔薄黄腻,脉细数有力。诊断:①中医:烂乳蛾(肺热壅盛);②西医:急性扁桃体炎。证属肺胃热盛,痰热互结之烂乳蛾。治宜清热涤痰,消肿利咽。处方:挂金灯 9 g,山豆根 6 g,牛蒡子(打)9 g,射干 6 g,生山楂 12 g,皂角刺 9 g,天花粉 10 g,丹皮 9 g,浙贝母 9 g,生山药 15 g,蒲公英 15 g,桔梗 4.5 g,生甘草 3 g。3 剂,水煎频服。患者之母次日来院诉:回家后即遵嘱煎服中药,服至第二剂头汁后咽痛、发热等症状迅即消失,要求进食,未再用抗生素及外治药,患者因病脱课已久,即带剩下煎好的中药去上学,因住校未能来诊。

二诊,3 周后(2008 年 7 月 12 日)门诊随访,全身及局部均无不适。检查:咽部无明显充血,咽后壁滤泡较增生,双侧扁桃体Ⅱ°,无充血,隐窝开口洁,无干酪样物积聚。

2009 年 3 月 1 日电话随访,迄今烂乳蛾未再发,仅在去年11 月份受凉后觉咽痛,无发热,即自持原方购得 2 剂中药煎服后咽痛消失。

笔者按 急性扁桃体炎属中医"风热乳蛾"的范畴,证见扁桃体红肿胀大、咽痛、吞咽困难、发热等;若见蛾体白腐碎烂者,则谓之"烂乳蛾"。病因多为风热外侵,肺经有热,邪热传里,肺胃实热蕴盛,上攻咽喉。已故著名中医喉科专家张赞臣教授认为这些病证大多因风邪外袭,肺胃之火上升、风火相煽,挟痰瘀凝滞郁结所致,治疗应以清解肺胃热毒为法,其创立的经验名方"金灯山根汤"治疗急性扁桃体炎等7种咽部急性感染性疾病疗效卓著。本例治疗,即是金灯山根汤加减,方中挂金灯、山豆根两药均性味苦寒,挂金灯善清肺胃之热,能消郁结,止喉痛,消喉肿及一切疮肿,为治喉症的专药;山豆根有"解咽喉肿痛第一要药"(《本草求真》)之称,二药配合能增强清热解毒、消肿止痛的功效。牛蒡子既能疏风散热、化痰利咽,又因其性寒滑利,有清肠通便之效,对咽喉疾病生用,辛散苦泄,消肿化痰利咽效果佳;对痰涎壅盛咽头堵塞者更有宣畅利咽的作用。桔梗性苦、辛平,除能宣肺化痰利咽外,还可排脓消痈,又为手太阴肺之引经药,借其提升之力,可引药直达病所而速奏效。诸药同用,共奏清热涤痰、消肿利咽之功,收效显著。

(臧朝平)

(三) 声带白斑

病例1:陈某,男性,40 岁。2018 年 6 月 20 日以声嘶半年为主诉前来就诊。患者半年前无明显诱因出现声音嘶哑,时伴咽痒、干咳,平素汗出较多。纳眠可,二便调。嗜烟,每日 20~30 支。专科检查:咽后壁慢性充血,舌质红苔薄白,脉弦略数。

喉内镜检查示:双侧声带红肿,均有白斑堆积(图5-1)。诊断:①中医:喉瘖;证属阴津亏损,痰瘀互结。②西医:声带白斑。治宜养阴利咽,活血祛瘀,化痰散结。处方:养阴消斑汤加减。南北沙参(各)9 g,百合12 g,生白芍15 g,射干9 g,桑叶9 g,天花粉10 g,蝉蜕10 g,浙贝母15,化橘红9 g,仙鹤草30 g,当归15 g,前胡9 g,炒白术10 g,山茱萸12 g,淫羊藿9 g,桔梗5 g,生甘草3 g。

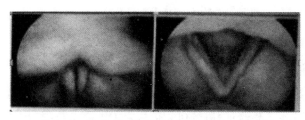

图5-1 治疗前,声带慢性充血,中段附白色物

二诊,服中药2周后复查,喉内镜示白斑已基本消失(图5-2),声嘶、咳嗽明显减轻,汗仍多。原方未改动,继服2周。

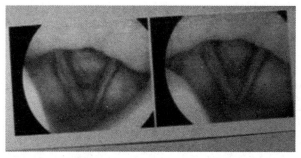

图5-2 服药2周后,双声带慢性充血,无白斑

三诊,患者连续服用上药1.5个月后随访,诸症基本消失。喉镜复查:声带完全正常(图5-3)。

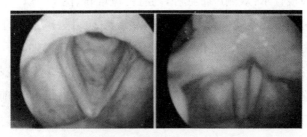

图 5-3　随访:双声带无明显异常,闭合可

病例 2:粟某,男性,47 岁。初诊 2014 年 4 月 18 日。

主诉反复声嘶 7~8 年,加重 2 个月。证见声嘶,伴口干、咽痛,咳嗽痰黄,尿赤便秘。患者思想负担较重,睡眠欠佳,嗜好烟酒 30 余年。检查:咽后壁血管扩张。舌中部少苔,舌下脉扩张,脉弦数。外院喉镜示:左侧声带充血,双侧声带白斑,右声带中部边缘肥厚,见息肉样膨出(图 5-4)。中医诊断:干性喉痹。证属阴虚痰凝,气滞血瘀。治宜益阴化痰,消瘀散结为主,辅以清热解郁、调畅情志。处方:养阴利咽汤加减[南北沙参(各)10 g,百合 12 g,生白芍 12 g,夏枯草 12 g,浙贝母 12 g,天花粉 12 g,黄芪 30 g,淡竹叶 10 g,山萸肉 12 g,生白术 30 g,广郁金 30 g,丹

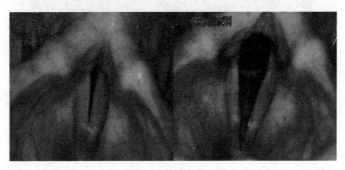

图 5-4　治疗前:双侧声带白斑,右声带息肉

皮10 g,合欢皮12 g,生甘草4.5 g]。14剂,每日1剂,水煎取浓汁300 mL,早晚分次温服。同时,对患者进行适度心理疏导,配合口服维生素 B₂ 及溶菌酶含片,并嘱患者戒烟限酒。

复诊,2周后随访,患者无不适,遂以原方14剂继续治疗。用药4周后患者复诊,声嘶改善,痰量减少易咳出,睡眠质量亦有提高,仍有入睡困难,怕冷。舌苔根稍显黄厚,舌下脉变细变淡,脉细弦。复查喉镜示:双侧声带轻红肿,白斑已完全消退,右侧声带前中段稍突起(图5-5)。前方去淡竹叶、生白术、夏枯草,加薏苡仁20 g,山药30 g,太子参12 g,以加强健脾祛湿化痰之功;加山萸肉12 g,淫羊藿12 g,以温肾助阳;加炒枣仁12 g,以养心安神,提高睡眠质量。14剂。此后再以上方随证加减治疗,连服3个月后停药。随访至2016年2月,患者情况稳定,声带白斑无复发。

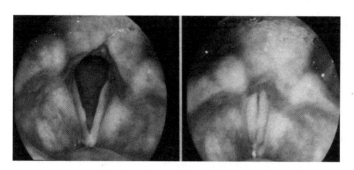

图5-5 治疗后:双声带无白斑,右声带前中段稍突起

病例3:王某,男性,55岁。初诊2009年6月18日。

声嘶2~3个月,双声带白斑已2次手术切除＋激光,最近一次手术(2009年6月6日)病理检查示:鳞状上皮增生伴角化过度及角化不全,局灶上皮轻度不典型增生。术后7天复查喉镜:双声带白斑又生。检查:双声带慢性充血,肥厚,中段边缘仍见白色物附着,舌暗胖,苔薄黄腻,舌下脉青紫、曲张,脉弦滑带数。诊断:声带白斑。证属湿浊阻滞,痰瘀互结于咽喉。治宜祛湿化痰,清热散结,活血利咽通络。处方:制半夏9g,陈皮9g,茯苓12g,枳壳9g,竹茹9g,丹参9g,丹皮9g,姜黄9g,射干6g,合欢皮12g,生山楂30g,夏枯草9g,浙贝母9g,天花粉10g,薏苡仁30g,桔梗4.5g,生甘草2.4g。

二诊,服药1个月,发声好转,咽痛减轻,咽干消失,鼻内干热感。检查:双声带慢性充血,白斑已消。故上方去姜黄、射干、枳壳,加白花蛇舌草30g,淮山药30g,广郁金15g,天花粉改12g。继用28剂巩固调理。

笔者按 声带白斑属中医"喉疳"的范畴,为耳鼻喉科难治性疾病。张重华教授认为本病多由于肺阴亏损,灼津为痰,痰瘀互结所致。在诊治此病时,坚持采用中医药治疗为主。他认为在声带白斑的治疗过程中,早期应用中药能够有效促进白斑消退,防止白斑进展及发生癌变;在手术后及时应用中医药,则可以加速声带修复,尽快改善不适症状,尤其能够减少白斑复发。在辨证论治基础上,张师常用验方"消斑汤"为主进行治疗,如病例1、病例2。方中南北沙参、生白芍为主药,养血敛阴而清肺;配以百合清肺润燥;天花粉益阴润燥脱腐,加强养阴之力;蝉衣、仙鹤草、化橘红、前胡祛风止痒止咳;浙贝母化痰去腐;当归活血化瘀;射干及桔梗清肺热、宣肺气、祛痰利咽。全方以养阴为主,治病之本;与化痰散结药同用,治疗痰凝而成白斑之标,标本同治,故白斑能快速消退。

张师在临证过程中，积极探索更多治疗声带白斑的有效、特色方药。如对气阴亏虚者多选用消斑汤，而对痰湿偏盛者则喜用温胆汤（病例3），总以辨证论治为要。他喜用的特色药物，如侧重消斑常用生山楂30g；防止恶变选用片姜黄9g；呃逆反酸则多用煅瓦楞子30g；通便喜用生白术（量须大，以30g为宜，可增加至50g）、全当归30g等，其经验值得我们好好研习和体会。

（李艳青）

（四）口疮

病例1：孙某，男性，21岁。初诊2009年12月22日。

咽后壁大面积溃疡反复发作5～6年。曾辗转于北京等各大医院，用激素等多种西药未愈，做过多次活检，均为阴性，发作严重时每日口服泼尼松50mg，只能暂时缓解疼痛，严重影响进食及正常工作、学习。患者有严重便秘，出汗多，时发热头痛，身体怕冷但手足心发热，胃纳尚可。检查：口咽下部连喉咽部黏膜大片溃疡，边缘尚齐，创面脓性分泌物附着。呼吸平，舌齿印明显，苔薄，舌质淡红，脉细弦。诊断：①中医：口疮；②西医：口腔溃疡。证属脾虚肺热之本虚标实、寒热错杂。治宜益气健脾，养阴清肺。处方：①中药：南北沙参（各）9g，百合12g，生白术30g，生白芍30g，射干6g，天花粉12g，炒山楂30g，广郁金15g，山萸肉12g，丹皮9g，淮山药30g，生地30g，浙贝母9g，桔梗4.5g，生甘草3g。14剂。②朱黄青吹口散，吹咽，每日2次。

二诊，服药14剂，咽痛、出汗等症状均消，仍感乏力、怕冷。查体：溃疡面黏膜大部已生，喉咽部光滑，舌少苔，脉细弦，重按无力。原方加减:生地30g改生熟地(各)15g,加仙鹤草30g、淫羊藿12g、生黄芪30g、白茅根30g。14剂。

三诊,2个月后,主诉1个月前感冒后溃疡又发,拿旧方抓药服用无效。查体:溃疡形状同首诊下部近披裂水平,舌质暗,齿印显,苔薄黄腻,脉细弦,重按无力。大便2~3天1次,不成形,肢冷,汗不多,纳呆,喜冷饮,服用泼尼松50mg,每日1次,已3~4天。证属脾肾阳虚。治宜温补脾肾。处方:①中药:生黄芪30g,生白术30g,炒白术12g,百合15g,生熟苡仁(各)20g,北沙参12g,天花粉12g,补骨脂10g,山萸肉12g,淫羊藿12g,山药30g,炒山楂15g,浙贝母9g,广郁金15g,白花蛇舌草20g,炙鸡金10g,合欢皮12g,桔梗4.5g,生甘草3g。14剂。1周后电话随访,其父言,已停用激素,患者咽部疼痛已消,溃疡大部愈。故嘱续服余药。

笔者按 大面积口腔溃疡,张赞臣先生将其归为"湿性喉疳",提倡内服药物结合外治方法治疗。张重华老师在辨证时讲究如下。一辨疼痛:病在早期,痛常散漫无定处;若痛已集中一处或一侧,且有跳痛感,多示局部已成脓,此时痛的程度也较前为剧,且持续不减。二辨吞咽:涎多吞咽不利者为痰盛;无涎而吞咽困难者为热盛或阴虚,示病情较重。三辨咽喉局部表现,咽喉炎症大多由于火,进一步细辨黏膜隐红属虚火,红则属实火,其中色大红甚或伴有肿烂者,多是脾肺积热、心肝火旺;红中带紫色者为积寒于内、感邪于外;偏淡红者多见于肺胃蕴热而复感风邪;肿而色淡不甚红者往往是肺脾受寒或体弱不能抗病的表现。

张师在拟定内服药物时:①强调随证施治用验方,如本病例之养阴利咽汤,且善用对药,如射干配牛蒡子、桔梗配生草,需注意的是治疗咽喉疾患的牛蒡子必须生用,桔梗宣肺利咽,为手太阴之引经药,借其升提之力,与清热解毒药合用,加上甘草的甘缓作用,绝无助火热上升之弊,但对舌苔黏腻、痰涎过多、胸闷气壅者,甘草少用或不用。②泻火化痰,标本兼顾。张师认为,咽喉之症,其证虽繁,总归于火。而火是痰之本,痰为火之标,故治咽喉疾患,治火须兼化痰,通过浙贝母、杏仁等药物治痰之标,而以牡丹皮、天花粉、广郁金等清热泻火治痰之本。清热消肿、化痰利咽并举,标本兼顾,可冀速愈。③处方施药应根据病情演进的不同时期,有不同的重点,在选药、药量、配伍等方面加以调整,分阶段治之。如早期加强疏散风热,中期重点清热解毒,后期(恢复期)则适当配合益气养阴、扶正温阳药以加速康复。攻邪时不忘保护元气,尤其是正虚明显的患者,宣散不宜太过,用清热泻火药要顾及脾胃,中病即止;脾胃素虚者,更不宜用寒凉,以免邪热未除,中焦又损。

　　张师在诊治口疮时,崇尚内服、外治两相宜,重视外治药物的应用。他常用的吹喉药有师传验方珠黄青吹口散、冰硼散、喉科牛黄散等,临床应用不暇时,亦采用维生素 B_2 片,研为细粉给患者外敷于溃疡处。张师常常告诫我们,吹药之制作必须精良,原料须精选,配制要照法度,研工一定要到候,否则不仅影响药效,还会产生刺激等不良反应;各种外用吹药也有其适应证,必须辨证选用。

病例 2：倪某，女性，46 岁，初诊 2018 年 11 月 9 日。

口疮反复发作 40 余年，加重 1 年。患者从小就出现口疮，创面常出现在口唇边和口唇内侧，一般半年复发一次即自愈。成年后常于经前发作，曾在口腔科和五官科、内科多次治疗，效果不佳，有时症状稍缓解，适逢经期又复发，每次复发严重影响生活质量，患者痛苦难耐。2018 年以来症状加重，每次发病第 4～5 天，疼痛难耐，食刺激性食物或热性食物加重，话语不便，纳谷不馨，张口即流清稀痰涎。此次发作 20 余天仍未愈合，舌尖及舌两侧亦有疮面、色白，平素神疲乏力，面色萎黄，大便稀溏，月经大致正常。舌淡胖大，苔白腻，脉弦细。诊断：①中医：口疮（木郁克土）；②西医：复发性口腔溃疡。治宜疏肝理气，健脾和胃。处方：党参 15 g，白术 10 g，茯苓 15 g，陈皮 10 g，厚朴 10 g，砂仁 5 g（后下），佛手 15 g，海螵蛸 15 g，黄连 5 g，吴茱萸 3 g，枳壳 15 g，郁金 15 g，甘草 5 g。7 剂，每日 1 剂，水煎服。

二诊（2018 年 11 月 17 日），口疮缓解，乏力，大便稀溏症状较前减轻。舌淡胖大，苔薄白，脉弦细。效不更方，守上方继续服 7 剂。

三诊（2018 年 11 月 25 日），因外感又来就诊，自述口疮愈合，神疲乏力明显减轻，大便已成形。给予外感药物治疗，并嘱患者外感愈后继续调理脾胃，以防口疮反复。

四诊（2018 年 12 月 21 日），此次经前口疮未复发，面色转佳，精神状态亦明显好转。舌淡红，苔薄白，脉缓。予中成药逍遥散合参苓白术散继续服用 7 天。2019 年 1 月 10 日来门诊告知已 2 次经期未复发。

笔者按 口疮是指口舌疮疡或糜烂的一种病症,局部灼痛,常反复发作,久久不愈。张师根据传统中医理论并结合临床实践,认为复发性口疮应从脾虚、肝脾胃失调论治,应用该法治疗口疮屡屡收效。

本患者为中年女性,幼年脾虚口疮,成年后经久不愈,每于经期复发,肝气横逆犯胃,胃气上逆,则上泛清水痰涎。神疲乏力,面色萎黄,大便稀溏,舌胖大均为脾虚之象。治宜健脾和胃,疏肝理气。方中党参、白术、茯苓、甘草健脾益气;枳壳、郁金,疏肝理气降逆;陈皮、厚朴、砂仁理气和胃;黄连合吴茱萸,寒热并用,辛开苦降,畅达气机,共奏泻热降逆之效;郁金破血通络止痛;佛手疏肝理气,燥湿化痰,两擅其功;海螵蛸收湿敛疮。诸药合用,标本兼治,药到病除。对于复发性口疮,脾虚乃发病之本,肝脾失调为其反复发作的关键。因此,治疗复发性口疮不仅要培土固本,而且要注重调和肝脾胃。

病例3:李某,男性,32岁。初诊2008年1月11日。

主诉咽喉疼痛4个月。当地医院检查发现右侧咽喉部大片溃疡,曾5次活检,病理检查示:黏膜慢性炎。血常规、肝肾功能、免疫功能等多项检查结果都正常。曾使用大量抗生素、激素及清热解毒中药,病情不能控制。2007年12月28日曾在我院西医诊治,再次活检,结果仍是黏膜慢性炎,遂求治于中医门诊。刻下主诉咽喉疼痛剧烈,吞咽加甚,影响进食;咽喉干燥,黏痰难咯出,心烦急躁,二便尚可,偶有发热。检查:右侧咽后壁、舌根、会厌、梨状窝大片溃疡、糜烂,表面附灰白色伪膜,污秽不清,舌尖红,苔薄白,舌下脉青紫、迂曲,脉细弦。证属素体阴虚,心肝火旺,火毒上攻,灼腐肌膜,病程日久,络脉瘀阻,瘀热互结,困结咽喉。治宜泻火解毒,养阴清热,活血散结。处方:玄参30g,银花9g,白芍15g,射干6g,浙贝母9g,生黄芪30g,生牛蒡子9g,土茯苓30g,柴胡9g,桃仁9g,红花9g,丹皮9g,丹参9g,川牛膝12g,桔梗4.5g,生甘草3g。连服2周。

复诊(2008年1月25日),咽痛明显减轻,局部溃疡范围较前缩小,表面色白,方已见效,续服2周。

再诊(2008年2月15日),咽喉剧痛已基本缓解,仅隐隐作痛,但咽仍干、痒,痰黏难出,检查见咽后壁及舌根、梨状窝条状瘢痕,会厌残留小片溃疡,舌脉同前,原方加南北沙参(各)15g,玉蝴蝶6g,佛手9g,加强养阴清热化痰作用,14剂。

1个月后随访,患者咽喉溃疡全部消退,予养阴清热扶正之剂连服。2个月后复诊,溃疡未复发。

笔者按 本例为严重而顽固的咽喉部溃疡,病程已4个月,咽喉疼痛剧烈,检查右侧咽后壁、舌根、会厌、梨状窝大片溃疡,表现为一派阴虚而火热瘀毒困结咽喉征象,治疗用张师治本病的经验,先投泻火解毒、活血散结之剂,药以张师常用方"安喉消疳汤"为基础,配合血府逐瘀汤加减,增强活血通络散结作用,用药切中肯綮,溃疡较快愈合,再用养阴扶正以巩固疗效。安喉消疳汤是张重华老师治疗本病的经验方,由玄参、银花、当归、制军、夏枯草、白芍、射干、桔梗、生甘草等组成,系借用《验方新编》中治"脱疽"的经验方"四妙勇安汤"为基本方,大剂量玄参滋阴清热、泻火解毒,配金银花清热解毒,当归活血和营,生甘草清热解毒、调和药性。全方清热解毒、活血消肿止痛,促进了溃疡的愈合;加入大黄泻火解毒、釜底抽薪,使火从下而泄;生白芍、夏枯草清泻肝火;射干、桔梗加强清肺化痰,祛腐排脓,消肿利咽之效,已用治咽喉部溃疡多例,均获满意效果。

顽固性咽喉部溃疡属中医"口疮""喉疳"等范畴。在耳鼻喉科临床时有遇到,有的病情危重,迭进中西药物仍难愈。溃疡范围大、反复活检、局部组织有坏死,治疗较为棘手,患者除了受病痛煎熬外,还会背负沉重的心理压力。张师认为本病属本虚而标实,以阴虚为本,火毒困结为标,主要由于素体不足,肝肾阴虚,肾水不能上滋于肺,或肝火上炎,木火刑金,上攻咽喉,灼腐肌膜,复感外邪,则出现火毒困结咽喉,肌膜大片糜碎坏死。张师治疗时根据"急则治其标"的原则,如热毒炽盛,形势急迫,先予清热解毒、消肿排腐之剂,等病势得缓、危急之象得以控制,再投养阴清热扶正治本之剂。

(臧朝平)

(五) 喉源性咳嗽

病例1:李某,女性,8岁。初诊2014年1月12日。

主诉反复咽痒、阵发性咳嗽3年。患儿在3年前一次感冒后即反复发生咳嗽,每咳必由喉头干涩作痒而来,有少量白色泡沫状痰。此外,伴有鼻痒、多嚏间歇发作2年余,易鼻塞。曾在多处诊治,服用抗生素、止咳药物效果不佳。患儿素来怕冷,咳嗽剧烈时影响睡眠。检查:咽腔略红,咽后壁滤泡增生,双侧鼻腔黏膜淡红,鼻道洁。舌红少苔,舌下脉轻张,脉沉细。中医诊断:喉源性咳嗽,鼻衄。治宜益气固表,祛风脱敏。处方:黄芪30g,山药15g,防风6g,山萸肉10g,淫羊藿12g,百合12g,仙鹤草20g,蝉蜕9g,当归6g,红花6g,炙甘草3g。7剂。

二诊,服药后痒咳明显减轻,鼻痒、喷嚏发作减少,已能正常睡眠。诉口干,原方加北沙参9g,14剂。

三诊,喉痒咳嗽、鼻痒、多涕已基本消失,怕冷明显好转,舌下脉已退。上方继服7剂,巩固善后。

病例2:许某,女性,13岁。初诊2008年5月20日。

咳嗽半年,痰少,鼻通气可,涕少,多汗。检查:鼻甲不大,鼻道(一),咽后壁滤泡增生明显,色淡红,扁桃体Ⅰ°。苔薄白,脉弦数。诊断:喉性顽咳。证属阴虚肺燥。治宜益气养阴,润肺止咳。处方:南北沙参(各)6g,百合9g,生白芍6g,丹皮6g,化橘红9g,枇杷叶6g,煅牡蛎20g,冬桑叶6g,当归6g,炙黄芪30g,仙鹤草20g,桔梗3g,生甘草2.4g。

二诊,服药28剂,药后咳嗽好转,大便干结,仍多汗,易感冒。检查:舌质红,苔花剥,脉滑数。处方:南北沙参(各)6g,百合10g,生白芍9g,麦冬6g,生地9g,冬桑叶6g,生石膏(先)12g,淮山药15g,炙黄芪15g,太子参10g,山萸肉6g,仙鹤草15g,桔梗3g,生甘草3g。

三诊,服药14剂后,咳嗽止,鼻通气不畅,大便、出汗改善。原方去石膏、麦冬,加丹皮6g、浮小麦15g、元参9g。14剂,巩固善后。

笔者按 喉源性咳嗽以喉间作痒则咳,不痒不咳,无痰或少痰,甚则咳引胸痛为主要表现。该病在临床上屡见不鲜,病程数月甚至经久不愈,西药治疗难以奏效。张师认为,喉源性咳嗽是诸多咳嗽中的一种特殊症状,其咳点在声门以上,不论新久干咳,都以喉头奇痒作先驱。对于喉性顽咳的施治,张师认为应以脏腑辨证为主,采用对因治疗方法,如余邪未清,当重祛风散邪,方用"止嗽散"加减;阴虚肺燥,虚火循经上炎,重养阴润肺,"养阴利咽汤"加减;肺脾气虚,痰湿内停,肺失宣肃,"温胆汤"加减;咽痒、怕冷、易汗伴多涕、清涕,"扶正止 ⿰虫兀 汤"加减,等等。

　　张师认为此病的基本治则是疏风宣肺、养阴利咽止咳。病例1患儿,突出表现为反复喉痒咳嗽,久治不愈,此外兼有鼻 ⿰虫兀 表现。张师认为其病之根在于患儿禀赋特异,在外感浮邪后余邪未尽,肺气失宣而痒咳不已;又肺通窍于鼻,肺气不利故见鼻痒、多嚏等症。采用扶正止 ⿰虫兀 汤为主进行治疗,扶正脱敏、敛肺止咳。患儿体虚怕冷,故加山萸肉、淫羊藿温肾助阳;气血不畅、舌下脉张,采用当归、红花以理气活血。纵观全方,治疗喉源性咳嗽,切中病机,故收效显著。

　　病例2则以养阴利咽、润肺止咳为主,采用验方养阴利咽汤,体现了特色药物如仙鹤草的使用。仙鹤草又名脱力草,味苦性平,入肺、肝、脾经,《百草镜》言其"下气活血,理百病"。用于治疗咳嗽,在历代本草书上鲜有记载,然而该药能扶正补虚,扶正则有助祛邪;又能收敛固涩,收涩则有助镇咳,因此对于正虚不能胜邪、余邪未尽,或久咳伤正、肺脾肾气虚者,具有去除病根而咳止的作用。张师多年临床实践证实,该药配伍前胡、紫苑、瓜蒌实、黄芩、百部等,治疗咳嗽效果显著。此外,张师认为仙鹤草治疗喉源性咳嗽用量宜大,一般 30 g;若为夜间痉挛性咳嗽,可加大用量至 50 g。

(李艳青　臧朝平　马胜民)

(六) 其他:气管插管后双侧声带接触性肉芽肿

冯某,女性,40 岁。初诊 2008 年 5 月 27 日。

麻醉插管后出现双侧披裂肉芽 3 月余。经西医药治疗效果不明显。咳嗽,有黏稠黄痰,声嘶。检查:双披裂前方水肿状肉芽,右侧较大,如花生大小,左侧如黄豆大小,声门裂口小,呼吸尚平。舌暗胖,苔薄黄,脉细弦,咽后壁滤泡充血。诊断:①中医:喉息肉;②西医:声带接触性肉芽肿。证属阴虚血瘀,痰瘀互结。治宜养阴利咽,消瘀化痰散结。处方:南北沙参(各)9 g,百合 12 g,生白芍 12 g,丹皮参(各)9 g,薏苡仁 30 g,化橘红 9 g,仙鹤草 30 g,天花粉 12 g,生黄芪 30 g,浙贝母 9 g,射干 6 g,生牡蛎(先煎)30 g,桔梗 4.5 g,生甘草 3 g。14 剂。

二诊,服药 2 周后,于 6 月 7 日左侧肉芽脱落咳出,右侧肉芽水肿有减退,声门裂增大。上方去化橘红、浙贝母,加前胡 9 g、山萸肉 12 g、淫羊藿 12 g、佛手 9 g。

三诊,服药 28 剂,右侧肉芽缩小,舌脉如前。上方加生山楂 12 g,枳壳 9 g,百合改 15 g。初诊方加减服用 5 个月,10 月 15 日复查,披裂肉芽基本平复。

笔者按　声带肉芽肿亦称声带接触性肉芽肿,是临床上一种少见的良性增生性病变,是声带突区域黏膜受损伤后声带黏膜发生溃疡、组织增生堆积而成,其在外观上与声带息肉无明显差别。声带肉芽肿的病因较复杂,临床治疗效果不佳,患者常受多次手术之苦,却不能康复。中医药对此病的治疗有独到之处,疗效较好,其根本的治疗原则仍是辨证论治,根据患者的整体情况进行仔细、准确的辨证,之后采用相应的方剂进行灵活加减。上述病例,主方采用张重华老师验方"养阴利咽汤"养阴利咽、消瘀化痰,再加用大剂量生牡蛎以软坚散结、消肿;仙鹤草扶正补虚、止咳嗽;甘桔汤化痰利咽。因辨证准确,用药精要,收到了非常显著的治疗效果。

(臧朝平)

三、耳鼻喉科情志性疾病

(一) 鼻漏

王某,女性,55 岁。初诊 2008 年 12 月 11 日。

主诉脓涕倒流 2 年余,鼻通气稍差,怕冷,易感冒,动辄多汗,纳呆,夜寐不宁,头痛,不堪困扰。患者曾多方就医,用过多种药物,疗效欠佳。有抑郁症病史。检查:鼻甲不大,鼻道无脓,鼻咽(一);舌暗胖,齿印显,苔厚色黄少津,舌下脉青紫、曲张;脉细弦,尺脉弱。诊断:①西医:鼻后滴漏综合征;②中医:"鼻漏"。证属脾虚水湿滞留、肝郁气滞血瘀,五脏功能失司之本虚标实之证。治宜以解郁为重点,兼以理气、化痰、祛瘀、止漏为法,并补五脏之不足,标本兼治。处方:藿香 9 g,陈皮 9 g,生黄芪 30 g,皂角刺 9 g,天花粉 12 g,白芷 9 g,山萸肉 12 g,淫羊藿 9 g,鸡血藤 30 g,薏苡仁 30 g,淮小麦 30 g,徐长卿(后下)12 g,生甘草 3 g。14 剂。每日 1 剂,煎服。本院自制 3 号喷鼻剂,喷鼻,每日 2 次。

二诊(2008年12月25日),主诉服中药后症状明显消退,未用喷鼻剂,目前鼻部已无不适,但还有轻度头痛及额部出汗,消化欠佳,血脂偏高,已停用抗"抑郁症"西药。检查:舌暗红,苔前半部已化,舌下静脉稍平,脉细弦但较前和缓,尺脉稍增强。治宜加强扶正,兼顾祛邪、消郁作善后。处方:生黄芪30g,炒白术12g,鱼腥草12g,天花粉10g,佛手9g,白芷9g,徐长卿(后下)12g,五味子4.5g,生山楂12g,山萸肉12g,薏苡仁30g,茯苓12g,合欢皮12g,焦六曲9g,淮小麦20g,桔梗4.5g,炙甘草3g。14剂。1个月后电话随访,患者已出国。

(二) 鼻鼽

张某,男性,62岁。初诊2009年2月17日。

主诉多打喷嚏、流清涕,常年屡发20余年。吹冷风后易发作,伴鼻内干痛及咽痒、干咳,影响睡眠和生活质量。全身怕冷、易汗、便秘,常觉胸闷、气短、心烦、焦躁不安。外院CT片检查显示鼻窦(一)。检查:鼻腔黏膜色红,较干燥,鼻中隔右偏,鼻甲不肿,鼻道无涕。舌见齿印,苔薄黄,见裂纹,舌下脉青紫、曲张明显;脉细弦。诊断:①西医:变应性鼻炎,伴心理障碍;②中医:鼻鼽。证属肝、脾、肾脏气不足,难御风邪内侵,阳气不发,收摄无权;年老久病,气滞血瘀而兼罹郁证。治宜温补脾胃、疏风收摄,兼以理气、活血解郁。处方:炙黄芪、生地黄、浮小麦、仙鹤草(各)30g,生白术、生白芍(各)15g,山萸肉、淫羊藿、蝉衣、徐长卿(后下)、冬桑叶、合欢皮(各)12g,化橘红9g,桔梗4.5g,炙甘草3g。14剂,每日1剂,煎服。本院自制3号喷鼻剂,口服左西替利嗪片(必要时用)。

复诊(2009年3月6日),鼻症状明显控制,睡眠转安,大便已畅,但精力还差,有轻度头痛、头昏。检查:鼻腔基本正常,舌齿印变浅,苔薄黄,裂纹消,舌下静脉稍平;脉细弦。中药原方加减,加强益气、养阴、安神。

随访(2010年11月4日),连服中药2月余,诸症已痊。

(三)鼻槁

张某,女性,33岁。初诊2018年1月18日。

主诉不明原因回吸血涕2年。时觉鼻干、有干痂,鼻通气、嗅觉可。患者自有血涕以来,心理压力大,睡眠不佳,夜梦多,易乏力。检查:鼻腔黏膜干红,鼻甲不肿,鼻双侧利特尔区血管扩张有少许渗血。鼻道(一)。舌尖红,苔薄白,舌下脉青紫,脉细数。鼻窦CT检查无明显异常。诊断:①中医:鼻槁;证属阴虚津亏,肝经郁热。②西医:干燥性鼻炎。治宜养阴生津,清热疏肝,安神。处方:生地20g,生白芍12g,黄芩9g,丹皮9g,仙鹤草30g,墨旱莲12g,广郁金30g,合欢皮12g,远志6g,黄芪30g,山药20g,白及10g,生甘草3g。14剂。同时给予局部药物滋润(麻油滴鼻,金霉素眼膏外涂),口服维生素B_2。

二诊,服药2周,血涕减少,睡眠改善。鼻内仍发干,工作压力大,易烦躁、情绪不稳定;动辄易汗。月经量少,有痛经。检查:鼻腔黏膜干红,下甲轻肿,未见血迹。舌脉基本同前,舌下静脉青紫、扩张明显(瘀血阻滞)。处方:上方去黄芩,加炒山楂12g、刘寄奴9g、徐长卿12g(后下),生甘草改炙甘草。28剂。

三诊,服中药4周,睡眠、情绪均明显改善,出汗稍减,痛经减轻。血涕时多时少,总体较前减少。人怕热。检查:舌尖红、苔薄白,脉细带数。处方:玄参15g,麦冬10g,丹皮9g,仙鹤草30g,旱莲草12g,生白芍12g,广郁金30g,合欢花10g,白及10g,生山楂

12g,远志9g,黄芪30g,山药30g,川黄连3g,生甘草9g。14剂。

四诊,仍有血涕,工作较紧,睡眠多梦、情绪烦躁时有反复。检查:鼻腔黏膜仍干红,舌脉大致同前。在原方基础上,加用甘麦大枣汤。14剂,继服。

随访,患者病症整体获得很大改善,在接触二手烟雾或工作压力大时,鼻内干痛不适会反复。

笔者按 与心理障碍密切相关的耳鼻喉科疾病临床并不少见,作为耳鼻喉科医生,如果只着眼于治疗器官疾病则疗效较差,需要对其客观存在的心理相关病症给予重视,并熟悉其临床表现的特点。合并心理障碍的患者除有本科病症的表现外,多有不良心理刺激或社会影响史,或有性格内向、容易激动等个体心理素质较差的表现,以及长期承受躯体病痛困扰等发病原因或诱因;在因专科疾病前来就诊时,主诉会包含心理失调症状,如抑郁、焦虑、失眠、厌世感,以及疼痛、感觉异常等;躯体症状较重而客观检查阳性体征较少,甚至缺如,且症状多变,时轻时重,部位不定,常与情绪、睡眠好坏、注意力集中与否及外来精神刺激强度等因素密切相关;病程较长,多方就医,久治不愈;女性、更年期多发;就诊时常有主诉繁多、书写成篇、重复往返等表现;应用抗抑郁、抗焦虑药或调节情志的中医方药有效。

临床上常见不少反复涕血的患者(如鼻槁),做过各种检查找不到出血的原因,患者心理压力巨大,常常有各种情绪和心理问题,治疗起来非常棘手。对于此类病症,西医并无特别方法,中医药可以很好地发挥综合调理的优势与特长。

我们在张师的经验基础上进行总结,将其归于耳鼻喉科情志性疾病范畴,发现大部分患者有鼻腔黏膜干燥的突出不适,分析应是各种原因导致鼻腔黏膜干燥、失养后,鼻腔加温、加湿功能受损,由于存在鼻肺反射、心肺反射等神经反射,从而导致一系列其他症状。张师在诊治此类疾病时,养阴生津以滋润鼻窍,同时疏肝解郁、清心养心安神。

张师诊治耳鼻喉科情志性疾病,喜用生脉饮、甘麦大枣汤、逍遥散、百合地黄汤、一贯煎、柴胡加龙骨牡蛎汤、柏子养心汤、酸枣仁汤、血府逐瘀汤、越鞠丸、温胆汤等10余张方,常用的特色中药有合欢皮或花、淮小麦、徐长卿、广郁金、生白芍、柴胡、大枣、茯苓、绿萼梅、秫米、百合、莲子肉、酸枣仁、远志、龙齿、生铁落、麦冬、鸡子黄、桂圆肉、磁石、萱草、菖蒲等20余味。外治方面可配合针灸、推拿、按摩、气功、导引、穴位注射或贴敷等多种方法,用之得法,见效迅速,且有助克服内服药的不足之处。

(四) 鼻窒

万某,女性,26岁。初诊2013年12月4日。

主诉鼻塞,伴咽干不适4个月。患者1年前因交替性鼻塞,在外院行双鼻腔等离子消融手术,术后鼻塞一度得到改善,但有鼻干不适感。4个月前鼻塞复现,以左侧为重,有鼻干、鼻痒,喷嚏不多。曾多处就诊,花费过万,但无明显疗效。刻下症见:持续鼻塞,伴鼻内灼热感,咽部干燥不适,胸闷气短,寐差,头昏,情绪低落,悲伤欲哭。检查:双侧鼻腔黏膜干红,下甲变小、表面有干痂,鼻腔宽敞,鼻道洁。舌淡胖,脉细半弦滑。诊断:①中医:

鼻窒;②西医:慢性鼻炎。证属肝郁脾虚,阴血不足,心神失养。治宜疏肝解郁,甘润滋阴,养心安神。处方:逍遥散合甘麦大枣汤加减。柴胡 6 g,生白芍 12 g,百合 12 g,麦冬 12 g,鸡血藤 30 g,葛根 12 g,黄芪 30 g,广郁金 30 g,合欢皮 10 g,仙鹤草 30 g,天花粉 12 g,白茅根 30 g,淮小麦 30 g,大枣 5 枚,炙甘草 5 g。28剂。同时,对患者进行耐心、适度的心理疏导;并给予复方薄荷油、林可霉素液滴鼻;维生素 B_2、谷维素口服。

二诊,用药 1 个月后,患者症状明显好转,鼻通气改善,头昏消失,睡眠亦改善。但咽部仍有不适,少许黏痰,偶尔眼痒。检查:鼻腔黏膜转润,表面已无干痂,咽后壁淋巴滤泡增生,苔薄黄,舌暗胖,脉弦细。上方去鸡血藤、合欢皮,加浙贝母 10 g,蝉衣 10 g,山萸肉 12 g,14 剂。

三诊,半个月后患者来诊,咽部黏痰不适感得到有效缓解,继服上药 1 个月以巩固善后。

笔者按 本例鼻窒,乃因不当治疗,过度损伤鼻黏膜,影响其正常生理功能所致。属于耳鼻喉科情志性疾病,在临诊时屡见不鲜。患者伴有严重的心理问题,治疗起来较为棘手。张师在详尽、准确的辨证论治基础上,对患者进行了合理的心理疏导,如耐心倾听,给予适当、有针对性的解释,同时配合西药及外治方法,使患者快速恢复健康,重新找回了生活的勇气和希望。同时,张师不断呼吁耳鼻喉科医生在治疗鼻部疾病时,要严格把握手术适应证,注意保护机体自身的生理功能,扶持正气,勿过度治疗。

(李艳青 臧朝平)

第六章

继承人论述

◈ 一、妙手挽狂澜，盛德泽芸生——记我的老师张重华 教授

"为医精诚，病人至上"，这是张师40余年的行医准则和写照，他是病家信赖的医生，是学生敬佩的老师。

记得20多年前，我刚开始跟张师临床，就不时有张师的老患者对我说："臧医生，你真幸运啊，遇到这样一位好老师！张教授技术高超，学问又好，而且态度和蔼，没有架子，你要好好珍惜这一学习机会啊！"当时，张师已是副院长，行政事务繁忙，仍坚持按时门诊、手术，每天早交班，他总是准时到病房，下班前，不忘到病房查房，及时了解患者的情况，尤其是手术前后或急诊患者，因开会或其他事务脱不开身，必定打电话询问，指导我妥善处理。张师认为：医生的本领、经验教训，都来自临床实践，再忙也不能脱离临床。

小小的鼻子，张师整整研究了40多年。鼻息肉的患者，鼻子不通气，头痛，嗅觉不好，术后复发率高，病痛加上反复多次手术，承受着肉体及精神的双重痛苦，经济负担也加重。为了提高手术技能，解剖室经常能看到张师的身影。在没有鼻内镜技术

的年代,凭着熟悉局部解剖和精细高超的技术,冒着风险尽可能开放病变的筛窦气房及蝶窦,由他做的鼻息肉切除手术,术后复发率明显降低。同时改进填塞方法,研制鼻止血气(水)囊,获设计专利,减轻了患者术后痛苦,并不断学习新技术新方法,先后引进鼻显微手术、鼻内镜微创术等,为鼻病患者带来了福音。

张师在鼻病的治疗方面国内已有相当的知名度,但他仍深感不足,又潜心钻研中医,博采中西医之长,以中西医结合的方法提高疗效。针对耳鼻喉科不少慢性病、疑难病,尤其一些癌前病变,除了反复手术,西医无其他良策的疾病,如声带白斑、鼻内翻性乳头状瘤等,术后易复发,且有恶变倾向,张师从中西医结合寻找突破口,通过术后的中医中药整体调整,降低了复发率,慕名来找张师就诊者众多。

张师曾收到一封信表示要把遗体捐献给医院。这是一位喉乳头状瘤的患者,因为手术效果不理想,又担心肿瘤恶变,畏惧反复手术的痛苦,使他不愿接受再次手术。张师知情后,耐心劝导患者,凭自己精巧的技术,在间接喉镜下多次为其手术活检。术后,张师又反复斟酌中药汤剂为其调理身体,减少了复发的次数。当得知这位患者还有其他疾病缠身,另又家庭经济困难,张师就给他送去保健品,一次还拿出 500 元,让我送到患者家里。患者拿着钱,激动地对我说:"一定要谢谢张院长啊! 像张院长这样的医术高明、医德高尚的医生,是我们患者的福音啊!"患者实在无法表达自己的感激之情,就想出了用捐献遗体的方式,以报答张师的恩德。

在张师看来,行医不单单是种谋生的手段,而是直接影响患者的身家性命,他强调"技逊犹可补,德缺不可恕",强调医生当以医德为重。曾有一位 98 岁高龄老人,鼻大量出血,经反复填塞等治疗未见效,老人情绪低落,不肯进食,并拒绝再治疗,其他医生对此已束手无策,家属也无奈,已经着手准备后事。张师考虑到这类患者,年老体弱,又不吃不喝,再反复大出血,若没有积极措施,生命肯定是维持不了几天的。手术虽然风险很大,但毕竟还有成功的希望。经过反复权衡,张师决定亲自为患者做颈外动脉结扎手术,结果术后患者健康地活了近 10 年。张师说:我们做医生的,应该敢于承担风险,最大限度地给患者治愈疾病和生的希望。

张师学风严谨,给学生修改论文不厌其烦,有一次给我修改关于鼻出血的单篇论文达 10 次之多;那部全面总结自己多年临床经验的专著他已编写了 10 余年,目前仍在一遍遍补充修改,不肯轻易交付出版。

这,就是我老师张重华教授的大家风范。

(臧朝平)

◈ 二、跟从老师树立正确的人生观、价值观

中医师承传统有着悠久的历史,自古以来医学就以师承的形式流传下来。我有幸跟师沪上名中医张重华教授,老师的高尚医德、高超医技,是我一路前行的榜样。

1. 树立正确的人生观、价值观

医学是一门道德科学,中国药王孙思邈的《大医精诚》,有着将医术与医德融于一体的鲜明特质。张师常告诫学生:"要树立正确的人生观和价值观,不仅要练就精湛的医术,还要有良好的品德。我们做医生的,应少做表面文章的事,多钻研医术,以为患者解除病痛为是。"在当今社会医学具有其特殊性,我们面临

着诸多现实的困难,如社会环境动荡,课业繁重,医患危机,就业压力等。现在医护人员不仅要关心疾病的本身,而且还要关心患病的个体,重视情感、思想、意识等心理因素的影响。研究发现,许多涉及医疗事件的纠纷,往往本身并不构成医疗事故或医疗过失,而只是由于医患沟通不够或不当所造成的,对于临床医生而言,学会友好地与患者沟通尤为重要,这也是一种医生自我保护的技能。在临床上,张师诊治慢性鼻炎涕倒流、梅核气等较多,而这类患者往往情绪相对不稳定,总想找个倾诉的对象。张师对他们从未露出不耐烦的表情,而且耐心倾听,用有技巧的交流,适当地去安慰和鼓励患者,并适时打断患者,以获得自己需要的症状信息等。正如张师所说:"从事医生这行业的一定要有对生命敬畏、对生命负责的精神。减轻患者痛苦就是我的人生目标。"张师始终秉承"医道天德""医乃仁术"的理念,坚持"不开大处方、少开贵重药"的原则,一切从患者出发,一切为了患者,不断提升医术水平,大力弘扬高尚医德,张师不但赢得了同道的赞许,也得到了广大患者的爱戴。

2. 导师经验的传承与实践

(1)"健脾补土"在耳鼻喉咽科中的应用:脾胃为后天之本、气血生化之源,有受纳、腐熟、输布水谷精微之功。脾气健运,化源充足,气血旺盛,腠理固密,则邪气不得侵入;反之,脾虚失运,化源匮乏,气血不升,脏腑形体四肢百骸失养,正气虚弱,腠理疏松,抵抗力弱,不耐邪侵,而患诸症。

1)气阴双补法:临床上常见一些患者鼻、咽、喉或口腔黏膜较干燥,充血不明显,分泌物稀而量不多,舌体偏胖,苔薄干,脉细。笔者常采用气阴双补法,益气选用太子参、黄芪、山药、炒白术、白扁豆等补而不腻之药;养阴选用沙参、麦门冬、石斛、芦根、玉竹等滋而不腻之品。在干燥性鼻炎、萎缩性鼻炎、慢性咽喉炎、口腔溃疡等治疗过程中,一改以往单纯用养阴药的习惯,而用气阴双补法取得满意效果。

2) 托补排脓法:耳鼻喉科常见病、多发病,如鼻渊、脓耳等,长期鼻流浊涕或耳流脓,经久不愈,如果只是予以清热解毒泄浊之药,则气更虚,使病情迁延;若单投扶正之剂,则有留寇之虞。根据张师的经验以及笔者自己临床的总结,自拟"截渊汤",以达托补排脓、健脾消痈之效。组成:黄芪、薏苡仁、陈皮、藿香、川芎、白芷、丹皮、皂角刺、甘草。君药为"疮家圣药"黄芪,健脾益气,托补排脓。臣药为陈皮、薏苡仁,清肺健脾排脓。佐药藿香,升清降浊;白芷,性温,祛风润燥,理气止痛;丹皮,性凉,解藿香、白芷之温性清热凉血化瘀;皂角刺,解毒排脓。使药甘草,调和诸药。中医学素有"正气存内,邪不可干"之述,临床上鼻渊、脓耳的病机不仅有邪盛的一面,更有正虚的一面,故托补健脾,化浊排脓,屡屡奏效。

3) 升清降浊法:脾为脏,属阴,喜燥恶湿,得阳始运;胃为腑,属阳,喜润恶燥,得阴始安。脾气宜升不宜降,胃气宜降不宜升。脾与胃,一脏一腑,一阴一阳,一燥一润,一运一纳,一升一降,升降相宜,以取得平衡与协调。脾的升清和胃的降浊,共同完成机体对饮食物的受纳、输布,并推动心、肺、肝、肾的生理活动。故清阳上升则耳目聪明,腠理固密,筋骨强劲;浊阴下降则湿浊渗泄,下焦通利,脏腑调和。例如临床上反复发作的鼻鼽,脾失健运,清阳不升,清空之窍被浊阴所扰,而出现鼻痒,喷嚏连绵,鼻涕淋漓而下,鼻塞,头昏等症。治宜健脾益气,升清降浊。方选参苓白术散加柴胡、升麻、蝉蜕、地龙等而获效。笔者常用柴胡、升麻、葛根升发清阳,黄芪、党参、白术、山药等益脾胃,补中气。

（2）"活血化瘀"在耳鼻咽喉科的应用："久病必有瘀"。初病在气，久病入络是疾病的发展规律，慢性病、疑难病缠延不去，反复发作，导致人体气血运行受阻，脉络中必有瘀凝。

1）慢性鼻炎：慢性鼻炎的病位在鼻甲，尤其是下鼻甲，常常因风寒、郁热或气虚使血行失畅，鼻甲肥大，塞满鼻腔。究其病机，多为瘀证。治疗上，因鼻甲留瘀，故主张活血化瘀散结法治疗，方以通窍活血汤加减，常用药桃仁、红花、赤芍、川芎、香附、当归、辛夷、苍耳子等，若由慢性单纯性鼻炎转为慢性肥大性鼻炎，可加入海藻、昆布、夏枯草软坚散结，三棱、莪术、水蛭等破瘀散结之品，以期逆转肥厚增生的鼻甲。

2）慢性肥厚性咽喉炎：慢性肥厚性咽喉炎主要表现为咽喉毛糙不适、声音嘶哑、多言后咽喉觉痛。检查：咽喉黏膜弥漫性充血增厚，其色多晦暗，咽后壁淋巴滤泡增生，或血管扩张，双侧索红肿，声带呈粉红色或暗红色、肥厚，甚至呈柱状，或室带增生肥厚。此乃喉窍脉络受损，气血阻滞，痰瘀两凝，而以瘀为主。治宜活血化瘀，佐以化痰。处方：四物汤加味，桃仁、红花、当归、川芎、生地、赤芍、丹皮、海藻、昆布。偏于肺阴虚者，加生地、百合、麦冬、玄参；肺脾气虚者，加党参、白术、茯苓。

3）耳鸣耳聋：耳部疾病，尤其是耳鸣、耳聋之症，常与"瘀滞"有关，如粘连性中耳炎及鼓室硬化症的病因病机为积液干涸而形成纤维增生，或炎症损害后的瘢痕形成，如患者正气充沛，气血流畅，也不致造成耳聋，故活血化瘀法最常用。王清任的通窍活血汤类的方剂最具代表性。此外，瘀滞听窍为急性突发性及慢性进行性的感音神经性耳聋的主要病机之一，正如《医林改错》曰："耳孔内小管通脑，管外有瘀血靠挤，管闭，故耳聋。"治取活血化瘀法。常用药：桃仁、红花、川芎、丹参、赤芍、当归等，佐以茯神、酸枣仁、合欢皮、夜交藤等安神之品。外用的导引按摩、"鸣天鼓"等疗法对促进耳局部的血液循环，改善耳鸣、耳聋的症状亦有一定的疗效。

《周易》曰："天行健，君子以自强不息。"前辈的学术思想和临证经验，我们当继承、发展、创新。中医耳鼻喉科中还有很多尚未解决的难题，需要我们去努力、去征服，为人类造福。

（罗建敏）

◈ 三、我的跟师体会

1. 张重华教授对顽固性慢性鼻窦炎治疗对策的思考

尽管慢性鼻窦炎的手术与药物治疗方法一直在进步，疗效也有相应的提高，但仍存在部分久治不愈的顽固病例。张师认为，顽固性慢性鼻窦炎未能得到有效治疗的原因主要有医患两方面：①医生方面主要有手术处理上存在缺陷，围手术期处理未做好等；治疗药物本身的局限性以及治疗方案欠妥等。②患者方面主要有患者体质虚弱、经常感冒；先天禀赋异常（如变态反应体质）；特殊感染（真菌、厌氧菌等）；合并心理障碍和不能很好落实医嘱等。在治疗对策上，张师提出了以下几点。

（1）扶正与驱邪并重，注重培本：邪之所凑，其气必虚；脓液长流，久必伤正。故立方以益气固表、健脾祛湿、托毒排脓、化痰活血为基本法则。注意做到抓住重点，长期坚持，方随证变，掌握适度。

（2）内治与外治结合：除煎剂、中成药、食疗内服治疗外，可结合针灸、按摩、外用药（滴鼻、吹药、烟熏等）等外治法互补。

（3）身心并治：并发"郁证"是造成鼻窦炎难治的重要原因，身心并治才能打断其恶性循环，明显提高有效率。

（4）鼻咽同治：长期脓涕倒流会引起鼻咽、口咽、喉咽黏膜的慢性炎症，局部淋巴组织增生，分泌物增加。只有双管齐下，才能增强疗效。

（5）做好善后处理：步步为营，巩固疗效。

2. 用《金匮要略》之法治疗咽部异感症

咽部异物感，即"咽异感症"，是一个独立的疾病，属于心身疾病之一，发病与精神因素关系较为密切，以咽部异物感为主要表现，而局部或全身性检查未见异常，相当于中医"梅核气"。张师治疗咽异感症常常引经据典，遣方用药均有出处可寻。我在跟张师抄方过程中对此深有体会。

关于咽部异物感，张师谈到在《金匮要略·妇人杂病篇》中有这样的描述："妇人咽中如有炙脔，半夏厚朴汤主之。"此证即后世所谓"梅核气"，多由七情郁结、气滞痰凝所致，故以半夏厚朴汤开结化痰、顺气降逆。因"惊恐得之"的奔豚病，气"从少腹起，上冲咽喉，发作欲死，复还止"，治之以"奔豚汤"养血平肝、和胃散逆（《金匮要略·奔豚气病篇》）。再有，对"大逆上气"之咽喉不利，以"麦门冬汤"养肺胃之阴，止逆下气。他念念不忘自己的恩师张赞臣先生治因情志因素所致的咽喉不利，有经验方"白梅利咽汤"，方用白芍养血柔肝，绿萼梅等花类药理气散郁，与《金匮要略》之用药原旨相合。

简短的专题阐述，足以说明张师之博学多识，中西汇通。

3. 多管齐下治痼疾

张师根据自己多年来的临床实践探索，清楚地认识到一些难治疾病，用常规西医治疗疗效不好甚至无效，而中医治疗却极

具特色与优势。诸如一部分鼻衄,应用中药内服与外治、个体与
环境、调身与调心结合治疗,药物、按摩、针灸、气功、导引、推拿、
穴位贴敷或注射等综合治疗,能有效解决诸如患者升火、盗汗、
内热、虚弱、倒经、酒精、参毒等棘手问题;运用食疗、节气规律及
保健按摩等方法"防未病",能较单一西医治疗,起到提高疗效、
减轻痛苦、减少复发、预防再发的作用。

　　病例:某男,6岁,双侧反复鼻出血3年多。以右侧为重,鼻
痒,多汗,易感冒。检查:鼻黏膜干红、双侧鼻腔利特尔区黏膜下
扩张血管,舌苔薄,脉滑数。诊断:特发性鼻衄(双)。张师并不
拘泥于单一的固定方法,而是标本兼治。他首先采用铬酸在利
特尔区烧灼止血,解除其标证,同时配合西药、维生素C、地塞米
松、麻黄素缓解鼻塞以加强治标效果。更重要的是中药汤剂的
全身调理,恢复患者内环境的平稳状态。方药:生地12g,麦冬9
g,黄芪30g,元参9g,黄芩6g,生白芍9g,丹皮参(各)6g,太子
参10g,仙鹤草20g,煅牡蛎30g,炒白术9g,石膏(先)12g,生甘
草3g。7剂。

　　4. 对中医药和民族医药发展进行的战略性思考

　　张师认为,中医现代化首先是运用现代科学的多种学科的
知识、技术和方法,研究中医学的内在规律,探索中医学理论的
原理,实现从诊断到治疗,从理论研究到临床实践的现代化。中
医现代化的过程,也就是中医理论和实践不断更新和发展的过
程。科学发展史表明:任何一门科学,都没有其发展的顶点,中
医学同样如此。而任何一门科学的诞生、发展,乃至出现飞跃,
都受到一定社会历史条件的影响、制约和推动。张师与王建平
教授等在《试论中医现代化》一文中论述到:"中医学所描绘的一
幅由种种联系和相互作用交织起来的人体及其疾病的总画面的

轮廓大体是清楚的,但还缺乏对构成这幅总画面的各个细节的科学认识,因而尚不能精确地给予描绘",这可以说是以一种高瞻远瞩的姿态,放眼中医学历史发展的长河,对中医学进行了比较中肯的评价。此外,该文还对我们实现中医现代化的优势条件进行了论述:"我国是中医的发源地;我们有中国共产党的领导,有为数众多的愿意献身于中医事业的中西医药科研人员,也有一批热心于中医事业的其他科技人员,又有中华人民共和国成立以来中西医结合的正反两方面的实践经验,更有一批有识之上在中医现代化道路上已经迈出了可喜的第一步。"时至今日,我们可以看出,张师等老一辈对中医现代化的认识和论述是多么的贴切和科学。近年来中医药发展势头良好,临床水平逐步提高,科研硕果累累,尤其是 2016 年底习近平主席签署了《中华人民共和国中医药法》,这成为中医药发展史上的一座里程碑。有了法律的保障,加上人民对中医药的信任和支持,还有我们从事中医、中西医结合工作者的不懈努力,中医药将会在继承中不断发展,在创新中不断突破,是全人类健康事业的福祉。

(1)对继承和发扬藏医学的思考与探索:藏医药学是中国医药学的重要组成部分,广泛流传于我国西南、西北各省,已有一千多年的悠久历史。但目前藏医后继乏人的现象十分严重。从数量上来看,藏医远远不能满足人民群众的需要。从质量上来看,目前老藏医已所剩无几。针对藏医发展过程中存在的问题,张师提出了一些建议:①加强对藏医干部的培养。②加强藏医的基础理论和临床研究。③促进藏医在国内、国际的学术交流。④关于藏药研究及其资源的开发。⑤推动藏中西医结合,逐步实现藏医现代化。由此可见,张师不仅学贯中西,融汇古今,更重要的是他对所有有益于百姓健康福祉的医学的珍视和保护,在一定的程度上反映了张师博大的济世爱民情怀。

(2) 对中医药标准化发展战略的思考与探索:张师认为,中医药的创新与发展,解决标准化是一个重要的方面。对于中医药标准化,他认为首先应在充分保持继承传统中医药特色和优势的基础上,主动、合理地吸取现代技术和方法,努力创建出一个具有中国特色的"中医药标准化"体系。其次,"中医药标准化"的重点是修订《中医病证诊疗常规》,使各地中医临床工作早日有明确、统一的规范。他建议组织各方面的专家,成立专门机构,在广泛搜集相关资料的基础上,与近、现代中医临床中的现行标准比照,做一次认真、细致、全面、深入的专题修订。同时又提出,鉴于中医的整体观、动态观察、辨证施治和个体化处理等特色,绝对、人为地全面实施"中医标准化"似乎缺乏其合理性及必要性。故宜根据实际情况,审慎地择中医适合实行"标准化"的部分来试行,以免强求一致而丢失中医的根本。最后,他认为在制订工作中还需注意以下几方面:一是切合临床实际需要,忌纸上谈兵、流于形式。二是中医治疗与使用、中药治疗这两者是有所不同的概念,应区别对待。三是拟订大纲的同时需配套落实相关的实施细则。四是全面规划、抓住重点、按实际需要的轻重缓急,分期、分批完成,逐步完善。

(3) 为中医药发展进行"辨证论治":张师用中医学辨证论治的特色,从辨证求因、审因论治两方面为中医药的发展开出了6 张处方。

1) 辨证求因方面:他认为中医药发展现状迄今未能尽如人意的根本原因主要有三方面:一是认识上的问题。如对中医药地位与作用的确当评价、发展方向、医药关系等基本问题一直不够明确,并因受传统思维的束缚,主观想法及做法不一定与客观实际相符。二是方法上的问题。由于认识上的误区导致工作抓不到重点,精力没有花在刀刃上。三是中医药队伍本身不足的一些影响,如存在底气不足,内耗太多,不够踏实,缺乏自重等不良倾向,虽非主流,副作用却不小。

2)审因论治方面:张师开出了6张处方。

处方一:务"实"先要务"虚",首先要从端正思想抓起,具体包括三方面:抓医德、抓专业思想、抓工作作风及态度。

处方二:中医临床应按中医药本身的特点和规律去发展,中医师首先要以能用中医方法治得好病的标准来衡量。具体体现在以下两方面:①保持中医(药)特色基础上,积极鼓励、支持中医(药)的创新,有关部门应创造条件,解除后顾之忧。②鼓励、支持、发展个体中医。个体中医行医、医生的培养及医疗投入的成本较低,治疗方法有简、便、廉、验的特点,覆盖面广,深入基层,适合社区及农村,能满足广大群众的基本医疗需求。切合中国国情和人口多、社会日趋老龄化的实际状况。

处方三:纠正中医教育本末倒置的状况。具体措施包括:①中医院校的学习程序宜首先打好扎实的中医基础后再学一部分必要的现代医学课程,并重视学生在这节课程的学习。②除了设置中医为主的课程外,另外设置文学、艺术、哲学、修身等基础课程。③重视教师队伍建设,要德才兼备堪为人师者才能担任,经考核不合格者应转岗,以免误人子弟。④建议恢复建立高中毕业、学制1~2年的中医专科学校(包括中药、针灸、推拿),以学习中医专业知识为主,注重临床教育,适当掌握现代医学基本知识和急救方法,实习基地可分散到个体中医诊所,跟师贯彻自愿及双向选择原则。毕业后可担任农村或社区基层初级保健医生。

处方四:实事求是搞科研。①应该充分认识到中医药研究的难度,不可能一步到位,忌简单地将中西医直接对号入座,以偏概全;不要轻下断语;弄虚作假、自欺欺人、哗众取宠的事误人误己,不能做。②科研宜密切结合临床,纯为赶时髦、争资助而搞一些华而不实的东西对发展中医无补。③中医要善于与其他学科协作,取长补短,互相启发;过分相信自己或担心技术失密,单靠闭门造车,难成大事。④国家要大力鼓励、支持中医药科研成果的开发、转化,尽快制订适合中医药特点的新药审核、评判的全国统一标准,并充分说明其合理性,逐步取得国际上的认可。

处方五:中医中药应当并举,具体建议:①中医自古医药不分家,历来医生懂得采药、识药及炮制,医药互为促进,对医患双方都有利,这个优秀传统不能丢。②要重视中药道地药材的生产技术和特殊炮制方法的继承和发展,以确保中药产品的质量。③中成药深受群众欢迎,但有些传统产品由于利润低、制作麻烦、成本高等原因,在市场中消失了,有些生产规程也被擅自简化,这是不妥的。政府应加强监督或政策扶持,使之恢复正常生产,满足人民需求。

处方六:加强中医药立法。修改完善相关法律、法规,《中华人民共和国中医药条例》应尽快配套"实施细则",加速制定中医药知识产权保护的有关法规,使中医药发展进一步得到法律保障。

(4)对中西医结合的实验和临床研究:张师不遗余力地从实验研究和临床实践中对中西医结合的模式进行了研究,推动中西医结合事业的发展,为中医药事业的现代化做出了有益的尝试和贡献。现总结如下:

1) 对"离经之血为血瘀"进行的临床研究:血瘀证是由不同原因所致的源于血运障碍而引发的一系列病理改变。纵观中医学血瘀学说的发展可见,《黄帝内经》虽无"血瘀"一词,但有留血、凝血、血聚、结血、脉不通等名称,其所指即为血瘀。《金匮要略》则明确提出了"内结为血瘀"的论断,是血瘀证最基本的病理特征,也是多数人对血瘀证内涵的基本理解。唐容川在《血证论》中提出"离经之血,与好血不相合,是谓瘀血。"此即后世学者所谓"离经之血为血瘀"之缘由。明代王肯堂在《证治准绳·诸血门·蓄血篇》中认为"百病由污血者多",对"血污于下者,桃仁煎、代抵当丸、牛膝膏"治疗,确切提出污秽之血为瘀血的观点。此后,清代叶天士在《临证指南医案》中多次提道:"初病在经,久痛入络,以经主气,络主血""初为气结在经,久则血伤入络""病久痛久则入血络"等,其在治疗上用辛润通络之旋覆花汤、辛温通络之大黄䗪虫丸类等方药。综上所述,中医学血瘀之内涵有四:一为内结为血瘀;二为离经之血为血瘀;三为污秽之血为血瘀;四为久病入络为血瘀。

张师较早就对血瘀证进行了实验研究,他选取出血性卒中、鼻衄、流行性出血热和皮下紫癜患者共 93 例。通过对每一位患者检查血流动力学指标后对"离经之血""恶血留内"为"血瘀"提出以下认识:①这是一种出血性的血瘀证,或者是血管外的血瘀症。②血液循环障碍也是"血瘀"的表现之一。③血流动力学检测中各项目的异常增高,被认为是血瘀症的重要表现之一。本研究通过从血流动力学的角度对"离经之血""恶血留内"为血瘀的论述进行验证后发现,该理论是正确的,而且在这类血瘀症的某些阶段,配合活血化瘀治疗对患者的康复是有利且必要的。

2) 对苍耳子中毒及毒性的研究：苍耳为菊科苍耳属1年生草本植物，在我国分布广泛，具有很强的适应性。其成熟带总苞的果实经炮制为常用中药材苍耳子。苍耳子味辛，性平、苦温，归肺经，有小毒，具有散风寒、通鼻窍、祛风湿之功效，主要用于风寒头痛、鼻渊流涕、风疹瘙痒、湿痹拘挛等症的治疗，为历代治疗鼻渊头痛的要药。但正因其在耳鼻咽喉科的广泛应用，导致在临床上的滥用和误用，苍耳子中毒案例的增多。张师认为，对于苍耳子在五官科的临床应用，首先其药不要过量（常用剂量多为6～12 g），且必须经过合理规范的炮制。对于慢性鼻窦炎等慢性疾病需长期用药者，要当心药物慢性蓄积中毒，用药期间加强观察用药反应。苍耳子的炮制方法与其毒性之间关系密切，不可小视。苍耳子的炮制在南北朝时期有黄精同蒸法、唐代有烧灰法等。《中华人民共和国药典》(2010年版)载苍耳子炮制方法为清炒法；苍耳子鲜品较炮制品更易引起中毒。鉴此，临床上应用苍耳子时，不仅要注意用法、用量、防止慢性蓄积中毒和用药期间加强观察用药反应等，还要结合患者的年龄、体质等具体情况给药。

（张治军）

◆ 四、对老师治疗鼻衄的一点体会

鼻衄是耳鼻喉科临床常见病，诊断不难，难在找到出血的准确位置，在此基础上，根据不同情况进行铬酸烧灼或局部药物封闭以及激光、电凝等处理。因鼻腔反复多年出血前来就诊的患者很多，因此住院治疗的也不在少数。张师对此类患者一般先仔细查阅其既往史与诊治过程，在大致了解病情后，均细心检查患者鼻腔,对于鼻甲肥大视野不够清晰者,会耐心、反复几次给予棉片收敛,以明确出血部位。经常告诫我们对于此类患者,应该尽量避免多次进行鼻内镜检查,因为多次检查会加重患者的黏膜糜烂与鼻甲肿胀,不利于出血部位的确定及进一步的处理与恢复。

在对此病的诊疗过程中,强调以下几点:①止血处理,定位要精准,操作要稳,用药须适量。②对待病患要有三心:细心、耐心和关心。在鼻衄的诊治过程中,细心与耐心尤其重要。③操作技术重要,医者态度更关键。

对于经过多次诊治仍然出血不止者,从医生方面来讲,张师认为大多不是技术方面的问题,而是由于不够细心或缺乏耐心,对出血部位的处理不够彻底,或者药物使用不足及过量。在止血操作前,要充分估计所需用的药量,药少则烧灼不彻底,药多则会损害正常黏膜。在止血时,强调动作要稳、准、干净利落。之后让患者休息、观察 30 分钟,未再出血方能让患者离开。

大部分出血患者来诊时精神都很紧张,焦虑不安。张师在诊治时一向态度随和,平易近人。必定与患者进行较长时间的交流与沟通,并耐心抚慰患者的紧张情绪,减少不良刺激。张师认为,当前社会环境对医生不是很有利,医患关系紧张,临床医师需尽可能地多与患者交流沟通,交代疾病的大致情况及可能的预后,取得患者的理解与配合。在此基础上,即使在诊治过程中出现细小的瑕疵,患者也会给予谅解支持。尤其在鼻衄的处理上,患者及其家属往往很紧张,医生一定要注意接诊时的态度与方式,设法处理好各种关系。

张师在诊治疾病的过程中,每个细微之处均能体现出其医德高尚,待患者如亲人。记得一外地患者鼻衄,曾至全国多家知名医院诊治而效果不佳,后经人介绍辗转求诊于张师。经过详细询问病史,仔细、全面的专科检查,张师确诊其为遗传性毛细血管扩张症,遂耐心地为患者介绍了该病的发病机制和诊治现状,对之前的治疗效果不佳做出了合理的解释,得到了患者的极大信任与配合。之后,张师细致地为其进行鼻腔内多处血管封闭治疗。为减轻患者就诊麻烦及经济负担,他不厌其烦地反复多次封闭治疗,尽可能多地消灭出血的大血管。同时为其复诊开辟了绿色通道,嘱咐患者一旦有出血量大、多等紧急情况,可随时来医院就诊。2周后,该患者鼻子复又出血,张师并未让他按程序挂号等候,而是义务为其进行止血治疗。因该患者病情特殊,在进行局部封闭后仍有少量、反复出血,张师在处理完其他患者之后,不厌其烦地为其再次检查、治疗,一直持续到下班时间还未能结束。张师为让门诊护士和护工能尽早下班,遂将患者带到急诊间继续止血治疗,一直坚持到晚上近9点患者血止住后才离开。其间持续了数小时,张师没有半点急躁,操作仍然规范和细致,在他身上真正体现了"医者父母心",视患者的痛苦为自己的痛苦,全心全意为患者服务的高尚医德。张师在体现自身价值的同时,得到了患者的一致爱戴与敬仰。类似的诊治病例可谓不胜枚举。

儿童患者因鼻黏膜糜烂、利特尔区血管暴露而反复出血,多年来就诊的不计其数,在外院多处诊治后无效的也不在少数。经过张师细致检查与精确定位治疗,加上中药调理,均能收到满意的效果,复诊时出血量已明显减少或不再出血,患者均对张师感激不尽,视为救命良医,还有的爷孙三代、父子两代人均经他的治疗后痊愈。

张师还时常教育我们,在诊治疾病时,要重点查阅其以往的治疗经过，吸取他人治疗的得失，为己所用。这样在诊治过程中可以少走弯路，有助于尽快为患者解除病痛。"别人失败的教训就是我们的经验"，他常常这么说。张师从不满足于现有知识，一直查阅国内外各种文献资料，孜孜不倦地探索更多有效的治疗鼻衄的手段及药物。鱼肝油酸钠注射液是一种廉价质优的硬化剂，张师根据其药理学特性，将其滴在棉片上，填入鼻腔止血，效果非常好。由于其价格非常便宜，药厂无利可图已逐渐停止生产，市场上也很难买到。张师知道这个情况后非常忧心，为类似鱼肝油酸钠这类价廉有效的药物越来越难以取得，也为将来无有效药物可用而发愁。张师并没有消极等待，而是积极查阅文献，寻找替代鱼肝油酸钠的有效药物。功夫不负有心人，目前，我们找到了另一种合适的局部封闭药物，而且没有血管硬化剂使用的安全问题，这就是高渗葡萄糖液。在张师身上，我们不仅学到了诊疗疾病的技术，更是学到了很多做人、做学问的道理。张师每天坚持来院上班，无论刮风下雨。不上门诊的工作日时间，他就在办公室伏案写作，整理各种病史病案、治疗经验，希望为后人提供更多有用的资料。张师常常告诉我：觉得时间过得太快，他还有很多书要写，很多事情还没做完……在他身上，时常体现着和年轻人一样的朝气、"只争朝夕"的奋斗精神。

（李艳青）

◇ 五、跟师心得

1. 老师的同情心

张重华教授是上海市名老中医,复旦大学终身教授。因为张师的医学界地位和精湛医术,全国各地来求治的患者络绎不绝。老师因为苛求诊疗质量只能限号,而求诊于他的患者却日益增多,"一号难求"成为常态。每次出诊,张师诊室前必须安排保安和护士协助维护秩序,防止因挂不到号而情绪激动的患者及其家属冲进诊室影响正常诊疗;就诊结束时往往诊室外面会聚集一大群挂不到号的患者及其家属,张师常常被围得无法移步。对于这些患者老师非常同情,通常安排人员详细记录每位的病情、就诊次数及来自何处,按照病情轻重和路途远近进行排队加号。并告诫我们,对院内同事也要尽可能一视同仁,要视患者如亲人,优先照顾那些路途遥远、病情严重、老年人及儿童病患。

很多鼻衄患者是婴幼儿,检查或治疗时常常因为恐惧哭闹不配合,有时候就连其家长都不耐烦了,但是张师从来都是态度温和,面带微笑,抚慰患儿安静后,动作轻柔地反复多次麻醉直至患儿彻底放松后才进行烧灼止血治疗,最为感人的是有一次老师为一个患儿止血长达 3 小时,至下班后才完全将血止住。其情其景,让人动容。

张师常告诫我,要把患者当亲人。患者把健康托付给我们,患者对我们的信任也意味着我们的责任重大。我们必须千方百计为患者解决问题,不能有丝毫的抱怨和倦怠。张师这种对患者发自内心的同情心让我不禁想到《大医精诚》的教诲:"凡大医治病,必当安神定志,无欲无求,先发大慈恻隐之心,誓愿普救含灵之苦。若有疾厄来求救者,不得问其贵贱贫富,长幼妍蚩,怨亲善友,华夷愚智,普同一等,皆如至亲之想。亦不得瞻前顾后,自虑吉凶,护惜身命。见彼苦恼,若己有之,深心凄怆。勿避险巇、昼夜、寒暑、饥渴、疲劳,一心赴救,无作功夫形迹之心。如此可为苍生大医,反此则是含灵巨贼。"

2. 眉毛、胡子一把抓不是辨证论治

空闲时,张师常和我讲:很多中医的方子就是"什锦菜"。具体是指:患者主诉中往往讲了一连串的不舒服,而疾病的症状又错综复杂。例如咽痛患者来就诊,主诉他有胸闷、头痛、睡眠差等不舒服。如抓不住辨证要点,听到患者讲什么不适,就加一二味针对这种症状的药,结果一张处方弄出来像"什锦菜",洋洋洒洒 20 多味药,配伍无章法,不得要领。当然,疗效也多半不大好。疾病是人体和病邪斗争的一个复杂过程,如果我们不去努力在这个复杂过程中找出其中的主要矛盾,眉毛、胡子一把抓,那是会走许多弯路的。

老师举例说他曾经遇到下面病案:患者,女性,28 岁。就诊的第一主诉咽部不适,咳痰不爽。追问病史,月经不规律,经量多、周期短、经期容易鼻衄;平时感到乏力,吃东西没啥味道,晚上睡不好觉,白天头昏眼花,有时感到心慌;此外,大便次数增多,常不成形。这么多症状,既要止咳化痰,止血调经,又要健胃止泻;管了睡眠,还得治头昏心慌。仔细分析:这个患者毛病的根源是脾功能不足。由于脾虚不能运化水谷,所以消化能力弱,且大便不实;因脾气弱,脾不统血,故月经增多;脾胃是气血生化之源,且月经多而阴血丧失,久之易致气阴不足、心脾两亏,咽干不适,产生咳痰不爽、头昏、乏力;因心主血藏神,故有心慌、失眠等表现。经过这样分析,主要矛盾为"脾不统血",采用"归脾汤"随证加减,结果取得了较好的疗效。说明辨证论治是中医治疗的精髓。

当然,在确保辨证正确的同时,也可以"适当照顾"次要症状。处方中不能一概反对兼顾次要症状。在疾病的变化发展过程中,主要矛盾和次要矛盾是相互联系、相互影响、相互转化的。处理不当,次要矛盾也可能上升为主要矛盾,因此张师把好的中医诊病处方比作排兵布阵,找到敌人的弱点,集中火力攻击,对战争大局构不成威胁的小股兵力分而食之即可。

3. 医德过关方称医

跟师抄方,常常见到这样的情景:患者拉着张师的手,连声说"谢谢";患者对张师说:"张教授,看到你我的病已经好了一半了"。开始以为患者纯粹是为了套近乎,讲客套话,但看多了就明白了那句不是虚言。张师说,作为医生,治病必须先治人,身心并调很重要。施用药物固然重要,调畅患者心情亦不可忽视,百脉舒和,其病自愈。张师治病初期,先察其心理安其心,这需要相当的同理心、耐心,更需要足够的沟通交流时间。

借用张师的一句话,医德过关方称医,无德之人枉为医。良好的医德会有激发和促进临床思维的作用。医生医德好坏是会直接或间接地影响其临床思维过程的。因此,医生想要正确地进行临床思辨,也须注意提高自己的医德修养。

(马胜民)

第七章

方药精选

◈ 一、祛瘀止衄汤

组成:生地、丹参、生蒲黄(包)、血余炭、制大黄、生甘草。

功能:活血凉血以止血。

方解:方中生地性味甘苦寒,入心、肝、肾经,能清热、凉血,亦有祛瘀作用,善止鼻衄,对于气火有余而阴血不足的鼻衄者尤宜,但苔腻、便溏者不宜用;丹参味苦性微寒,入心、心包、肝经,活血祛瘀,安神宁心,能破瘀血,生新血;生蒲黄、血余炭既能止血,又能祛瘀,止血而不留瘀;大黄泻热毒,破积滞,下瘀血,泻大肠郁火而止衄。

◈ 二、扶正止衄汤

组成:山萸肉、淫羊藿、炙黄芪、仙鹤草、炒白术、煅牡蛎、蝉衣、防风、桔梗、炙甘草。

功能:温肾健脾,益气固表,疏风宣肺,收敛固涩。

方解:方中淫羊藿补肾助阳,祛风除湿,温养补虚而无燥烈之偏颇;山萸肉补益肝肾,收涩固脱,微温不燥,补而不峻,平补阴阳;黄芪、白术、防风三药合为"玉屏风散",益气固表,固表而不致留邪,祛邪而不致伤正,补中有疏,散中寓补;与淫羊藿、山萸肉同用,能补虚益气,固涩敛汗,改善肺胃虚弱、腠理疏松,易汗出、易感风邪的状况。

◈ 三、逐渊汤

组成:藿香、生黄芪、重楼、皂角刺、薏苡仁、陈皮、丹皮、丹参、桔梗、甘草。

功能:益气疏风化湿,活血通窍排脓。

方解:方中藿香辛微温,醒脾胃,振清阳,利湿除风,其气芳香,善行胃气,辛能通利九窍,为治鼻渊之主要药物;陈皮助藿香加强健脾化湿、升清降浊之功;生黄芪托补排脓,又有"疮家圣药"之称;薏苡仁性味甘淡,健脾渗湿、清肺排脓,合皂角刺共起扶正祛邪作用;丹皮、丹参散瘀,凉血,消肿。

◈ 四、消斑汤

组成:南沙参、北沙参、百合、生白芍、牡丹皮、天花粉、生山楂、合欢皮、射干、薏苡仁、人中白(煅)、浙贝母、桔梗、甘草。

功能:养阴健脾,化痰去腐,消瘀散结。用于治声带白斑。

方解:方中南北沙参、百合养阴,清热;薏苡仁淡渗利湿,又能健脾;天花粉、浙贝母化痰去腐;射干清热解毒、祛痰利咽、消瘀散结,是治疗咽喉疾病的常用要药;牡丹皮、合欢皮、生山楂消瘀散结;人中白(煅)除热降火、消瘀化腐;因射干有小毒,不宜长期服用,且用量不宜过大,以3～9g为宜。

◈ 五、促嗅汤

组成：炙黄芪、炒白术、葛根、冬桑叶、干荷叶、桑白皮、路路通、生白芍、山萸肉、桔梗、甘草。

功能：益气升清，宣肺通窍。

方解：本方取补中益气汤之意，黄芪、白术健脾益气，加葛根甘辛凉，入脾胃经，轻扬升散，加强升发清阳，鼓舞脾胃清阳之气上升之功；桑叶、荷叶轻清宣散，透毛窍，散风热，宣肺气；路路通活血通络通窍。血瘀见证明显者可合通窍活血汤加减，其中麝香可以白芷或蒿本代之。

（臧朝平）

主要参考文献

1. 臧朝平,关亚峰,罗寄勤,等.扶正止衄颗粒治疗常年性变应性鼻炎的疗效观察[J].中医耳鼻喉科学研究杂志,2008,7(1):17-18.

2. 李艳青,张重华,臧朝平,等.水针迎香穴联合"促嗅汤"治疗感觉神经性嗅觉障碍的疗效研究[J].中国中西医结合耳鼻咽喉科杂志,2019,27(1):29-34.

3. 徐洪锦编译.全本黄帝内经·上卷[M].南昌:百花洲文艺出版社,2011:335.

4. 郑劼,包凯帆,李伟,等.基于益气固表功效探讨玉屏风散抗过敏复发的作用及机制[J].南京中医药大学学报,2019,35(5):606-612.

5. 干祖望.干祖望医书三种[M].济南:山东科学技术出版社,2002:420.

6. 季伟苹,张怀琼.杏林秋实发春华:上海市中医药传承学术经验荟萃[M].上海:上海科学技术出版社,2010:424-436.

7. 臧朝平,李春芳.锲而不舍 精勤不倦——记张重华教授的治学精神[J].上海中医药杂志,2000,7:7-8.

8. 张治军,腾磊,李艳青,等.张重华治疗变应性鼻炎经验[J].河南中医,2021,41(1):57-60.

9. 臧朝平,余洪猛.扶正止衄汤治疗常年性变应性鼻炎60例[J].中医文献杂志,2003,1:52.

10. CHENG L, CHEN J J, FU Q L, et al. Chinese society of allergy guidelines for diagnosis and treatment of allergic rhinitis [J]. Allergy Asthma Immunol Res, 2018,10(4):300-353.

11. 罗建敏.张重华治鼻渊之经验[J].上海中医药杂志,2003,37(9):35-36.

12. 顾思远,臧朝平."逐渊汤"治疗慢性鼻窦炎100例[J].中国中西医结合耳鼻咽喉科杂志,2016,24(3):222;228.

13. 李艳青,张重华,臧朝平,等.张重华治疗慢性鼻窦炎经验[J].中国中西医结合耳鼻咽喉科杂志,2018,26(6):469-471.

14. 李艳青,张重华,臧朝平.中药熏蒸联合"逐渊汤"治疗慢性鼻窦炎的临床疗效研究[J].临床耳鼻咽喉头颈外科杂志,2020,34(1):5-9.

15. 李艳青,张重华.张重华治疗感觉神经性嗅觉障碍经验[J].中医文献杂志,2017,35(6):35 - 36.

16. 李艳青,顾思远,臧朝平,等.水针迎香穴联合"促嗅汤"治疗感觉神经性嗅觉障碍的疗效研究[J].中国中西医结合耳鼻咽喉科杂志,2019,27(1):29 - 34.

17. 马胜民,曹家军.张重华治疗嗅觉障碍经验[J].中医药导报,2019,25(11):80 - 82.

18. 李艳青,臧朝平,顾思远,等.张重华诊治声带白斑经验[J].中医文献杂志,2016,34(1):47 - 49;73.

19. 李艳青,张重华,臧朝平,等.张重华教授治疗喉源性咳嗽经验[J].中国中西医结合耳鼻咽喉科杂志,2014,22(5):391 - 392.

20. 马胜民,李艳青,张剑华,等.扶正固本法治疗儿童上气道综合征[J].中医文献杂志,2019,37(5):39 - 42.

21. 李艳青,臧朝平,顾思远.张重华教授诊治耳鼻喉科情志性疾病经验介绍[J].新中医,2015,47(2):8 - 9.

22. 臧朝平,李春芳.锲而不舍 精勤不倦——记张重华教授的治学精神[J].上海中医药杂志,2000,7:7 - 8.

23. 张重华.我院鼻科发展的回顾与展望[J].中国眼耳鼻喉科杂志,2012,12(7):419 - 420.

24. 张重华.耳鼻喉科的心理相关疾病值得重视[J].中国眼耳鼻喉科杂志,2011,11(1):3 - 4.

25. 张重华.耳鼻喉科如何发挥中医药的优势[J].中西医结合学报,2007,5(5):604 - 605.

26. 张剑华,张重华.张赞臣教授治疗咽喉急性感染经验[J].山东中医学院学报,1994,18(1):41 - 42.

27. 张重华.中医药在咽部急性感染治疗中的应用[J].中西医结合学报,2004,2(1):52;74.

28. 臧朝平,张重华.中药消除头颈部炎性肿块经验[J].中国眼耳鼻喉科杂志,1996,1(1):33.

29. 张重华,张剑华.丹芍茅花汤治疗脑衄 100 例[J].上海中医药杂志,1989,9:33 - 34.

30. 张重华.严重鼻衄患者的心理调查及对策[J].临床耳鼻咽喉科杂志,1990,4(4):231 - 233.

31. 张重华,铃木荣一,弓削库太.鱼肝油酸钠局部注射治疗遗传性出血性毛细血管扩张症所致鼻衄[J].临床耳鼻咽喉科杂志,1990,4(3):173 - 175.

32. 张重华.《金匮要略》在耳鼻喉科的应用[J].上海中医药杂志,1993,4:18 - 20.

图书在版编目(CIP)数据

鼻科启承:张重华耳鼻喉科临证精粹/李艳青主编.—上海:复旦大学出版社,2023.10
ISBN 978-7-309-16958-4

Ⅰ.①鼻… Ⅱ.①李… Ⅲ.①中医五官科学-耳鼻咽喉科学-临床医学-经验-中国-现代 Ⅳ.①R276.1

中国国家版本馆 CIP 数据核字(2023)第 159051 号

鼻科启承:张重华耳鼻喉科临证精粹
李艳青 主编
责任编辑/贺 琦

复旦大学出版社有限公司出版发行
上海市国权路 579 号 邮编:200433
网址:fupnet@fudanpress.com http://www.fudanpress.com
门市零售:86-21-65102580 团体订购:86-21-65104505
出版部电话:86-21-65642845
上海华业装潢印刷厂有限公司

开本 890 毫米×1240 毫米 1/32 印张 6 字数 135 千字
2023 年 10 月第 1 版
2023 年 10 月第 1 版第 1 次印刷

ISBN 978-7-309-16958-4/R·2051
定价:55.00 元